上部消化管 内視鏡診断 ㊙ノート

著

野中康一
埼玉医科大学国際医療センター 消化器内科 准教授

濱本英剛
手稲渓仁会病院 消化器内科 医長

田沼徳真
手稲渓仁会病院 消化器内科 主任医長

市原　真
札幌厚生病院 病理診断科 医長

医学書院

上部消化管内視鏡診断マル秘ノート

発　　行	2016 年 11 月 1 日　第 1 版第 1 刷Ⓒ
	2021 年 7 月 1 日　第 1 版第 7 刷

著　者　野中康一・濱本英剛・田沼徳真・市原　真

発行者　株式会社　医学書院
　　　　代表取締役　金原　俊
　　　　〒113-8719　東京都文京区本郷 1-28-23
　　　　電話　03-3817-5600(社内案内)

印刷・製本　三美印刷

本書の複製権・翻訳権・上映権・譲渡権・貸与権・公衆送信権(送信可能化権を含む)は株式会社医学書院が保有します．

ISBN978-4-260-02848-6

本書を無断で複製する行為(複写，スキャン，デジタルデータ化など)は，「私的使用のための複製」など著作権法上の限られた例外を除き禁じられています．大学，病院，診療所，企業などにおいて，業務上使用する目的(診療，研究活動を含む)で上記の行為を行うことは，その使用範囲が内部的であっても，私的使用には該当せず，違法です．また私的使用に該当する場合であっても，代行業者等の第三者に依頼して上記の行為を行うことは違法となります．

JCOPY　〈出版者著作権管理機構　委託出版物〉

本書の無断複製は著作権法上での例外を除き禁じられています．複製される場合は，そのつど事前に，出版者著作権管理機構(電話 03-5244-5088，FAX 03-5244-5089，info@jcopy.or.jp)の許諾を得てください．

はじめに

　深達度診断をはじめとした上部消化管内視鏡診断学は，先人の内視鏡医の知識とデータに裏打ちされた，極めて奥の深い診断学です．100%自信を持って診断できることなんて永遠にないと思いながらも日々勉強を行っています．では，経験の浅い内視鏡医に深達度診断はできないのでしょうか？私は，基本的な知識さえあれば100%とはいかなくても90%くらいの確率で診断できるのではないかと思っています．

　ここ数年，若手医師を集めて，週に一度内視鏡読影の勉強会を行っています．例えば，初めての参加者に0-I型の食道表在癌の深達度診断を読影してもらうと"うーん"と悩んで口ごもってしまいます．食道の0-I型，0-III型の表在癌は，約9割が粘膜下浸潤を来しているという先人が築きあげたデータがあるわけです．だからまずはこのデータを教えてあげるだけでよいのではないでしょうか．その後に粘膜内病変である可能性を考えていけばよいと思います．

　われわれの勉強会ではここで終わらないようにしています．"では，食道の0-IIa型，0-I型は丈の高さがどれくらいで分けていますか？"また皆口ごもってしまいます．「食道癌取扱い規約第11版」には，0-IIa型の高さの目安は約1mm程度までとする，と記載されているので，それを教えてあげればよいのです．さらに，"では，胃の0-IIa型はどうですか？"と質問してみます．もちろん最初は答えられません．「胃癌取扱い規約第14版」には，2〜3mmまでのものを0-IIa型とし，それを超えるものを0-I型とするのが一般的である，と記載されていることを教えてあげればよいのです．このように，診断を考えるうえで必ず知っておくべき基本事項やデータに関する質問を何度も何度も繰り返してあげます．そうすれば皆が確実に覚えていきます．

　今までどうやって若手内視鏡医が深達度診断を行ってきたのか，疑問に思うことがあります．勉強会の参加メンバーに尋ねてみると，"なんとなく…"あるいは"上の先生が粘膜内癌と言ってたから…"という回答が返ってきます．これが若手内視鏡医の現実なのです．

　私は10年前から自分のマル秘ノートに内視鏡所見を縮小カラーコピーしたものを貼り，自分なりのアトラスを作って繰り返し復習して勉強してきました．上部消化管内視鏡診断がある程度自信を持ってできるようになったのはここ2,3年だと思います．NBIが普及し，上部消化管内視鏡の診断能は

飛躍的に進歩しました．自分自身もNBIと出合い，上部消化管内視鏡診断において少しだけブレイクスルーできたと思っています．すばらしい指導医や病理の先生方に拡大所見と病理についての指導を受けることができたお陰でもあります．

　NBI拡大観察所見を理解しようとすると，病理の知識なしでは対応できなくなってきます．私自身もプレパラートを持ち，車を走らせて遠方の病理の先生のところへ指導を受けにいったものです．しかし，同じことを今の若手内視鏡医に強制することは酷であり，現実的に無理でしょう．今，若手内視鏡医はとても忙しいのです．私が10年かけて集めた，内視鏡診断（特に深達度診断）に関する豆知識を短時間で習得していただければ，大切な時間をもっと有効に使えるのではないかと思っています．

　そんな思いで勉強会を行ってきましたが，今では自施設以外の先生方やあまりお若くない先生方も参加されるようになり，その中で，多くの先生方から，この内容をこのままの感じで読みやすい本にすれば，若手内視鏡医がもっと上部消化管内視鏡診断を好きなるのではないか，というありがたいお言葉をいただきました．このことが，私がともに勉強し尊敬している若手内視鏡医・病理医数名でそれにお応えできる簡単な本を作りたいと思うようになったきっかけです．

　誤解しないでいただきたいのは，若い内視鏡医が自分の私見を述べただけの本ではないということです．あくまで日本人内視鏡医・病理医が作り上げてきた日本のデータ（エビデンス）に基づいた内容となっています．とはいえ，決して内視鏡診断学に精通した方は手に取らないでください．本書は恥ずかしくて質問できない若手内視鏡医のためのハンドブックです．

　この成書のキーワードでもあり，頻回に登場することになる「モテる」という言葉ですが，私の活力であり，すべてのモチベーションを意味しています．誤解しないでください．異性にモテたいということだけではありません（笑）．カンファレンスでモテたい（説得力を持ちたい），部下にモテたい（尊敬されたい），上司にモテたい（一目置かれたい），内視鏡医としてモテたい（患者に信頼されたい）．そういうすべての思いを含んでいます．

　若くても，人の何倍も努力すれば，きっとモテるときが来る．そう信じて日々勉強しています．今日この本を手に取ってくださった内視鏡を始めたばかりの先生方が少しでも簡単に「モテる」ための一助になればと思っております．

2016年9月

野中康一

目次

Ⅰ. 総論

1. 読影の基本
読影に作法はあるの？　モテるためにはルーチンが重要！ ………… 野中康一　2
 自分の読影ルーチンを決めよう！　*2*

2. 腫瘍サイズの推定
もしかして，勘？ 適当??　これくらいできなきゃモテないよ！…… 野中康一　4
 モテるための腫瘍サイズの推測法(計測法)　*5*

Ⅱ. 食道

1. 食道表在癌(1)
「畳の目ひだ」って何なの？　分かりやすく教えてよ！ ……………… 野中康一　12
 意外と難しくない？　食道表在癌の深達度診断　*12*
 モテる！　自分の診断ルーチンを確立しよう！　*12*
 内視鏡治療適応病変か否か？　*13*
 問題になるのは0-Ⅱの深達度！　*15*
 結局0-Ⅱcの深達度診断を大まかにできないとモテなかった….
  じゃあ，できるようになればいいじゃないか‼　*17*

2. 食道表在癌(2)
NBI観察で「brownish area」は全部癌なの？　これは本当なの?! …… 野中康一　23
 brownish areaは全部癌なのか？　*23*
 拡大内視鏡による血管分類別の深達度診断でもっと「モテ」る！　*25*

3. 食道の深達度診断を間違った症例
その理由は何なの？　病理の先生教えてよ！ ………… 野中康一・市原　真　35
 深達度診断を間違った症例①　*35*
 深達度診断を間違った症例②　*38*
 深達度診断を間違った症例③　*40*
 深達度診断を間違った症例④　*42*

深達度診断を間違った症例⑤　45

4. Barrett 食道，Barrett 食道腺癌

難しそうだけどどうやって診断するの？　やり方を教えてよ！……野中康一　48

EGJ とは？　48

まずは Barrett 食道　49

いよいよ Barrett 食道腺癌　51

Barrett 食道腺癌の深達度診断でもっとモテる！　54

III. 胃

1. *H. pylori* はいるの？（現感染）

いたことないの？（未感染）　消えちゃったの？（既感染・除菌後）
………………………………………………………………………………濱本英剛　58

萎縮性変化の有無と範囲の判定をできるようになろう！　58

萎縮の程度の判定のコツとは？　61

H. pylori 感染状態の判定をできるようになろう！　64

2. 早期胃癌

分化型？未分化型？　まずそこを見極めよう！…………………市原　真　76

分化型の発生　76

未分化型の発生　83

プチモテ point！　都市伝説！信じるか信じないかはあなた次第！　パート1
……野中康一　89

3. 早期胃癌（分化型）

赤色が強いと深達度は深いの？　分かりやすく教えてよ！…………濱本英剛　90

平坦型：0-IIb 型　90

陥凹型：0-III 型　91

隆起型：0-I 型　92

隆起型：0-IIa 型　95

陥凹型：0-IIc 型　98

4. 早期胃癌（未分化型）

ひだの太まりって何？　太いと深達度は深いといえるの？!…………濱本英剛　106

隆起型：極めてまれ　106

陥凹型：0-IIc 型　108

早期胃癌（分化型癌・未分化型癌）深達度診断のまとめ
　― SM 深部浸潤以深で出現する4つの所見　115

5. 胃幽門前部 0-Ⅱc の深達度診断
胃幽門前部って陥凹していても粘膜内癌のことがあるよね？ これは注意！
……………………………………………………………野中康一・市原　真　130
食道胃接合部癌について　*130*
ちょっと恥ずかしいけど，すごいぞ！　ソフトバルーン法　*132*
モテる！　胃幽門前部における早期胃癌の深達度診断　*135*

6. 鑑別診断（胃腺腫と高分化型腺癌）
胃腺腫と高分化型腺癌はみんなどうやって線引きしてるの？　教えてよ！
…………………………………………………………………………野中康一　140
「胃腺腫」「高分化型腺癌」どういう根拠で診断してますか？　*140*

7. 胃 NBI（1）
NBI 拡大観察で見えてる模様は何なの？　分かりやすく教えてよ！…田沼徳真　146
拡大観察で何を見るの？　何が見えるの？　*146*
NBI とは？　*147*
表面構造から何が分かるの？　*147*
血管構造から何が分かるの？　*147*
非癌粘膜はどう見えるの？　*148*
癌と非癌の見分け方　*154*
プチモテ point !　都市伝説！信じるか信じないかはあなた次第！　パート2
……野中康一　*158*

8. 胃 NBI（2）
組織型って NBI 拡大観察で分かるの？　ポイントだけ教えてよ！…田沼徳真　159
組織型鑑別のカギはネットにある！　*159*
高分化型腺癌のポイントって何なの？　*160*
中分化型腺癌のポイントって何なの？　*164*
低分化腺癌のポイントって何なの？　*167*
column ①　モテるための必要最低限「胃 NBI 用語」……野中康一　*173*

9. 胃粘膜下腫瘍
所見は SMT をクリックしてるだけなの？　そんなの内視鏡医じゃないよ！
…………………………………………………………………………野中康一　178
モテる！　胃粘膜下腫瘍の診断ルーチン　*178*

10. 胃 MALT リンパ腫
疑わなきゃはじまんないよ！　今日から君は正診率もモテ率も 90％だ！
…………………………………………………………………………野中康一　186
胃 MALT リンパ腫—発生頻度は低いけど，
結構遭遇しませんか？　*186*

褪色調陥凹性病変—内視鏡医が絶対に見逃してはいけない
　　所見ですよ！　*189*

モテる！　「胃MALTリンパ腫」のNBI拡大内視鏡観察　*190*

11. 胃潰瘍

この潰瘍は良性？　進行癌？　悪性リンパ腫？　蚕蝕像って何なの？
　　　　　　　　　　　　　　　　　　　　　　　濱本英剛　　196

良性の潰瘍なのか？　癌が合併している潰瘍なのか？
　　モテる！　鑑別診断のポイント　*198*

良性の潰瘍なのか？　悪性リンパ腫なのか？
　　モテる！　鑑別のポイント　*207*

column ②　蚕蝕像とは……濱本英剛　*215*

column ③　潰瘍の硬さって何？　軟らかい潰瘍って何？
　　　　　　……野中康一・市原　真　*217*

12. 鑑別診断（胃のびらんと胃潰瘍）

びらんと潰瘍をちゃんと区別して診断していますか？
所見でちゃんと区別していますか？………………………………濱本英剛　　221

発赤とびらんの鑑別　*222*

びらんの所見　*223*

潰瘍の所見　*225*

13. 術後胃観察の注意点

胃が小さいからって，簡単に終わっていませんか？　もしそうなら最悪だ！
　　　　　　　　　　　　　　　　　　　　　　　野中康一　　228

注意してますか？—術後胃吻合部のイモムシ状肥厚粘膜　*228*

残胃新生癌についても知っておこう！　*232*

column ④　20年後の貴方に……野中康一　*234*

column ⑤　モテる内視鏡医を目指して奮闘中の医師から
これからモテたい内視鏡医へ贈るメッセージ
　　　　　　……田島知明　*236*

付録：本書購入者限定！　Web袋とじ企画
　　濱本先生の「症例発表が待ち遠しくなる！　内視鏡カンファレンス，
　　研究会のための内視鏡写真と病理写真『対比』の作り方」………濱本英剛　　237

「モテpoint！」のまとめ………………………………………………………239

I

総論

I 総論

1 読影の基本

読影に作法はあるの？
モテるためにはルーチンが重要！

自分の読影ルーチンを決めよう！

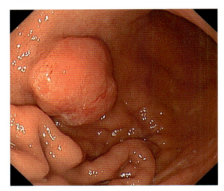

図1

野中："では，図1の症例をとりあえず読影してみてください！"
初参加者："癌ですかね？　過形成性ポリープかもしれませんが…."

初回の勉強会は決まってこんな感じから始まります….

　すべての物事を高い確率で行うにはルーチンが重要です．
　2015年ラグビーワールドカップで時の人となった五郎丸選手の精度の高いキックはそのルーチンから始まります．内視鏡診断も同じことです．ルーチンに従って読影を行います．これがすべての基本です．

　モテたければ，自分の読影ルーチンを決めることから始めませんか？この隆起性病変が癌か癌でないかは，勘でいっても50％の確率で正解です．しかし，そんなことは誰も望んでいません．診断に至る過程が重

要なのです．正診率50％ならコイントスと一緒です．もし，カンファレンスであなたが90％の正診率で深達度診断ができるようになれば，「モテる」こと間違いなしでしょう．

　ルーチンは人それぞれです．その人が自分に合ったものを毎日やればよいのです．筆者は自分の勉強会に参加した若手内視鏡医には，とりあえず次のルーチンを行ってもらっています．

> **病変があった場合の読影ルーチン**
>
> ①背景胃粘膜は？
> ②どこに？
> ③どのくらいの（サイズ）？
> ④どういう形態の（詳細に）？
> ⑤何がある？（ex：癌？　SMT？　潰瘍など）
> ⑥鑑別は？　深達度診断は？

（これだけでも少しモテる!!）

　このルーチンに従って，内視鏡所見を記載する癖付けをしてみてください．必ず，読影ができるようになり，楽しくなります．

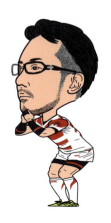

I 総論

❷ 腫瘍サイズの推定

もしかして，勘？ 適当??
これくらいできなきゃモテないよ！

　前項の「I-❶ 読影の基本」で読影ルーチンについて述べましたが，「病変があった場合の読影ルーチン(3頁)」の「③どのくらいの(サイズ)？」について，皆さんはどのようにして推測していますか？
　まさか勘？　適当??　これではモテないどころか，話になりません….

　なぜなら，内視鏡治療適応病変か適応拡大病変かを判断するうえで，病変のサイズが重要になってくるからです．詳細は他の成書を参考にしていただきたいと思いますが，例えば，診断すべき早期胃癌がおおよそ2 cmなのか3 cmなのか判断できなければなりません．数mmの誤差は仕方ありません．内視鏡治療後に行う標本の貼り付け方次第で数mmの違いは必ず出てきます．重要なのは，おおよそのサイズを外さないことです．

　私が内視鏡を始めて間もないころ，とにかく何百例も何千例も指導医が切除する前の大腸ポリープや早期胃癌の病変サイズを推測し，紙に記載して切除した標本を計測させてもらい，自分の頭の中で独自の定規を作製しました．内視鏡医として生きていくためには，これはとても重要なことだと考えます．
　ただし，内視鏡を始めたばかりの研修医が「頭の中の定規」を作製するには数年かかってしまいます．これでは時間がかかりすぎます．今すぐモテるためには，もっとシンプルに，誰でも腫瘍のサイズを測定できる方法を知る必要があります．それも時間をかけずにモテたいですよね！

　この項ではモテるための腫瘍サイズの推測法(計測法)を伝授します．

モテるための腫瘍サイズの推測法（計測法）

■ 内視鏡用のメジャー鉗子を用いた推測法

まず，内視鏡用のメジャー鉗子，2 cm サイズ，3 cm サイズのものなどがありますので，ご自身の施設のものを確認しておいてください．例えば図1の「M2-4K（オリンパス社）」は，3 cm タイプのもので，白黒の一目盛りがそれぞれ2 mm となります．これはそのまま胃内で対象病変のサイズを計測できる定規ですので，この定規を病変に当てればサイズを計測することが可能です．病変（未分化型胃癌）のサイズが明らかに2 cm より大きいと判定できれば，いくら粘膜内癌であっても内視鏡治療適応外病変と判断できます．

■ 内視鏡自体の径による推測法

次は，使用している内視鏡自体の径を利用して病変サイズを推測する方法です．例えば図2の胃体上部小彎の病変ですが，病変横に内視鏡が映るようにして写真を撮ります．使用している内視鏡が，「GIF-

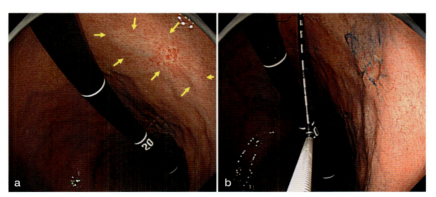

図1　内視鏡用計測メジャー鉗子（3 cm タイプ）を用いた腫瘍サイズの計測
a：胃体中部小彎に褐色調粘膜が拡がっており（黄矢印），前医生検で sig の診断に至っている．中心には生検痕を認める．
b：メジャー鉗子「M2-4K（オリンパス社）」は 3 cm タイプで，白一目盛り，黒一目盛りがそれぞれ 2 mm となっている．

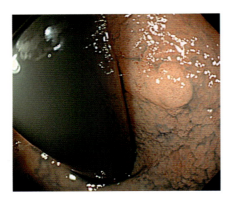

図2 内視鏡径を用いた腫瘍サイズの計測
使用している内視鏡「GIF-H260Z(オリンパス社)」は径が10.8 mmなので,病変はおよそ7〜8 mm程度と目途が立つ.

H260Z(オリンパス社)」ですので,径は10.8 mmということになります.それを利用して,この病変がおよそ7〜8 mm程度ということが推測可能となります.

■ 生検鉗子による推測法

　最も一般的で簡便にできるのが次の方法かもしれません.生検鉗子を利用してサイズを推測する方法です.もちろん使用する生検鉗子によって多少の違いはありますので,ご自身の施設で使用している生検鉗子の閉じたときの径と全開にしたときの径は把握しておいたほうがよいでしょう.例えば筆者が使用している生検鉗子「FB-230K/U(オリンパス社)」は閉じたときが3 mm(図3a),全開にしたときの実測値が8 mmです.ですので図3bの病変は生検鉗子を全開にしたサイズのおおよそ2個分と考えると16 mm程度ということになります.簡単でしょう？筆者が内視鏡を始めた当時,"幽門輪がおおよそ5 mm程度と覚えておくといいよ"と教えられたものです.もちろん間違ってはいません.ただし,千差万別ですし客観性が全くありませんよね(笑).図3cに示す幽門輪も上記の生検鉗子を全開にしたときより径が大きいですよね.

■ クリップによる推測法

　次に図4ですが,胃体上部大彎後壁側の0-Ⅱc型病変になります.

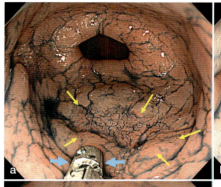
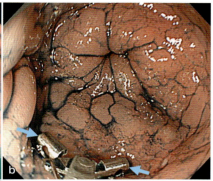
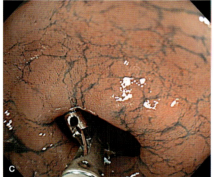

図3 生検鉗子を用いた腫瘍サイズの計測
a：生検鉗子「FB-230K/U（オリンパス社）」を閉じたときの径（青矢印）は3 mm．黄矢印は浅い陥凹性病変．
b：生検鉗子「FB-230K/U（オリンパス社）」を全開にしたときの実測値（青矢印）は8 mm．
c：幽門輪と生検鉗子のサイズの関係．本症例では生検鉗子を全開にするよりも幽門輪径のほうが大きい．

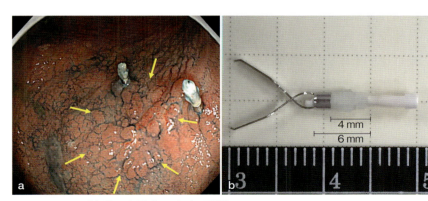

図4 クリップを用いた腫瘍サイズの計測
a：胃体上部大彎後壁側に0-IIc型病変を認める（黄矢印）．病変の近傍にクリップが打たれている．
b：クリップ「HX-610-135（オリンパス社）」の実測値．

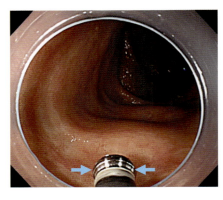

図5 ノントラウマティックチューブ（オリンパス社）を用いた腫瘍サイズの計測
先端のボール部分の径（青矢印）が3mmである.

　この病変のサイズはいったいどのくらいでしょうか？　なぜ，クリップが近傍に打ってあるのかは別にして，このクリップを利用してのサイズ計測も可能です．図4に示す白の部分が4mm，全体が6mmになっており，この病変はクリップ全体の3個分とちょっとくらいですので約20mmといったところでしょうか．正直19mmなのか21mmなのかは判断できません（笑）.

■ ノントラウマティックチューブによる推測法

　大腸検査で用いる「ノントラウマティックチューブ（オリンパス社）」は先端のボール部分の径が3mmです（図5）.

　これも知っておくとよいでしょう．

■ 小さな病変の推測法

　小さな病変の推測法として，もう一つ紹介したいと思います．Ⅱの「食道」の項で詳細は述べますが，「GIF-H260Z（オリンパス社）」には，黒フードを装着し，接写して最大フルズームで横幅が4mmになるようにフード長を調整して検査をすることが推奨されています．その場合，図6bに示す小さな胃癌は一画面にギリギリ収まるか収まらないかですので，4mm程度の胃癌ということになります（図6）.

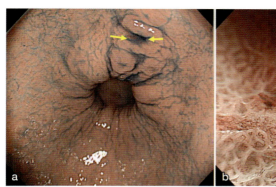
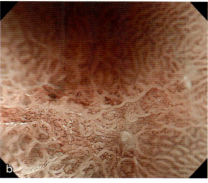

図6 内視鏡モニター画面を用いた腫瘍サイズの計測「GIF-H260Z(オリンパス社)」
a：胃前庭部小彎に小さな陥凹性病変(黄矢印)を認める．
b：同病変のNBI拡大観察像(黒フード装着)．

ここでモテPoint！，モテ文献「胃と腸」です．

モテPoint！ 小・微小胃癌の定義

- 小胃癌の定義：10 mm以下．
- 微小胃癌の定義：5 mm以下．

モテ 文献「胃と腸」

📖 長南明道，三島利之，安藤正夫，他．早期胃癌診断の実際—微小胃癌・小胃癌：内視鏡所見．胃と腸 35(1)：111-118, 2000
　URL http://medicalfinder.jp/doi/abs/10.11477/mf.1403104635
　☞1978年の日本消化器内視鏡学会シンポジウムで，最大径が5 mm以下の癌巣が微小胃癌，10 mm以下が小胃癌と定義され，現在一般的に使われています．もっと詳しく知りたいときは，「胃と腸」の引用文献(この場合は，上記論文の引用文献1)の原文を遡って読むことで，さらに正確で深い知識を得ることができます．

さらにモテるために．

早期胃癌の深達度診断については，後述の濱本先生の項〔Ⅲ-❸ 早期胃癌（分化型）（90頁），Ⅲ-❹ 早期胃癌（未分化型）（106頁）〕をご参照いただきたいと思いますが，陥凹型小胃癌の深達度は，分化型であれば約9割がM癌，未分化型であれば7〜8割がM癌とされています．

モテ 文献 「胃と腸」

📖 三島利之，長南明道，中堀昌人，他．陥凹型小胃癌の診断―通常内視鏡の立場から．胃と腸 41(5)：774-780, 2006
URL http://medicalfinder.jp/doi/abs/10.11477/mf.1403100365
☞ 陥凹型小胃癌の頻度・部位・組織型・深達度について述べられており，さらに基本的内視鏡所見が分化型，未分化型それぞれの症例をもとに詳細に解説されています．

皆さん，明日の検査からサイズを測りまくってください．

II

食道

II 食道

1 食道表在癌（1）

「畳の目ひだ」って何なの？
分かりやすく教えてよ！

意外と難しくない？ 食道表在癌の深達度診断

　食道表在癌の深達度診断．これは極めて重要です．患者の治療方針，今後の人生さえも変えてしまうかもしれません．あなたの一言で，内視鏡治療で根治が狙える患者が抗癌剤や外科手術を受けてしまうことにもなりかねないわけです．

　こんな重要なことを内視鏡医が決める．あなたが決める．極めて責任が重い．責任を持って診断していますか？　できますか？

　もちろん，T1a-MM か T1b-SM1 かの判断が下せない症例は仕方がありません（図1）．絶対的に必要なことは，内視鏡治療で絶対的に治せる T1a-EP/T1a-LPM であるのか，最初から外科手術あるいは化学放射線療法（chemoradiotherapy；CRT）を受けるべき SM massive 癌なのかを判定できる最低限の基礎知識を身につけることです．本書（以下，「モテ本」）で，ぜひ，それを身につけていただきたいと思います．食道表在癌の深達度診断に，最初から苦手意識を持っていませんか？　意外とそんなに難しくありません．パターンがあるのです．

モテる！ 自分の診断ルーチンを確立しよう！

　「畳の目ひだ」「陥凹面の所見」「色調」「NBI所見」．これらの項目を自分のルーチンで診断していけば，かなり高い正診率を得ることができます．もちろん外れることもあります．自分自身，一世一代の晴れ舞台で

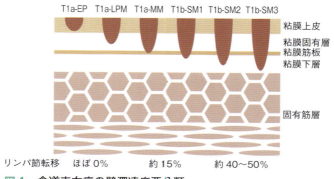

図1 食道表在癌の壁深達度亜分類

ある佐久ライブで思い切り間違えました．しかし，そういう症例は大概の人が間違えると思われます．100%診断できる内視鏡医なんて絶対にいません．典型的な症例を90%以上正しく診断できれば十分にモテます．

難しい症例を，病理結果が分かってから偉そうに議論してもカッコ悪いですよ．間違えたら，なぜ間違ったのかを病理の先生と議論して自分にフィードバックすればいいじゃないですか．

ぜひ明日から，T1a-EP/T1a-LPM，T1a-MM/T1b-SM1，T1b-SM2以深のいずれかを必ず診断してください．絶対にできます．基本は自分のルーチンを確立することです．

内視鏡治療適応病変か否か？

食道表在癌に対峙したとき，内視鏡治療適応病変か否か？？ これさえ分かれば，内視鏡医としての最低限の責務は果たしています．まず，0-I型病変（図2）の深達度診断をトレイニーの先生に促すと，固まってしまいます．

私の教え方が悪かった…．教え方を変えてみました．

先人の内視鏡医の経験とデータにより，0-I型の食道表在癌の深達度は約9割がSM浸潤癌と報告されています．0-III型も同様です．

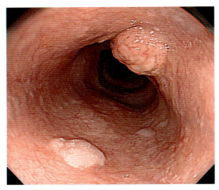

図2　0-Ⅰ型食道表在癌

モテ Point!　0-Ⅰ型と0-Ⅲ型の深達度

- 0-Ⅰ型と0-Ⅲ型は，9割以上がSM浸潤癌．

モテ 文献　「胃と腸」

吉田操，門馬久美子，葉梨智子，他．「消化管癌の深達度診断」1. 食道癌の深達度診断 2)内視鏡像からみた深達度診断．胃と腸 36(3)：295-306, 2001
URL http://medicalfinder.jp/doi/abs/10.11477/mf.1403103151

☞Table 1に350件の食道表在癌を病型分類別に分析した結果が掲載されており，0-Ⅰ型のSM浸潤癌の割合は92％，同様に，0-Ⅲ型のSM浸潤癌の割合も96％と報告されています．一方，0-Ⅱ型は85％がM癌と報告されています．

　ということは，このデータを教えてあげれば，この病変はほぼ間違いなくSM浸潤癌，すなわち内視鏡治療適応外病変と分かるのです．まずはSM浸潤癌と考えて，粘膜内病変の可能性があるかを考えればよいのです．0-Ⅲ型の病変も同じです．

　しかし，ここで終わってはいけません．そのトレイニーの先生に次の質問を投げかけます．"食道癌の0-Ⅱaと0-Ⅰはどこで分けているの？"また固まってしまうのでした…．これでは"モテない"．

　「食道癌取扱い規約第11版」[1)]で0-Ⅱaは，「高さの目安は約1mm程度までとする」と記載されているのです(ということは，0-Ⅰの高さの目安は，1mm以上といえますね)．知らなければ1時間考えても分かり

ません．知っているか知っていないか，ただそれだけなのです．この「モテ本」で今日ぜひ覚えてください．

ちなみに，もう少し「モテる」ために．早期「胃」癌の場合は，0-IIaは「隆起の高さが2〜3 mmまでのもの」と「胃癌取扱い規約第14版」[2]に明確に記載されています．

> **モテPoint!　肉眼型と隆起の高さの目安**
> - 食道表在癌：0-IIaの高さ　1 mmまで．
> - 食道表在癌：0-Iの高さ　1 mm以上．
> - 早期胃癌：0-IIaの高さ　2〜3 mmまで．

食道の解説に戻ります．

問題になるのは0-IIの深達度！

■ 0-IIa型（図3）

T1a-EP：粘膜上皮の肥厚したもののような印象（図3a）．

T1a-LPM：上記の所見に加えて顆粒状変化が目立つ（図3b）．

T1a-MM：粗大な顆粒を有し，したがって高さも高くなる．

＊大部分は白色を呈する粘膜病変です．

＊隆起の程度，顆粒の大きさに注意しましょう！

＊角化傾向が強く上方発育型の白色隆起は，隆起が高くても深達度は浅いため，発赤隆起と比べて一段浅めに診断したほうが無難です．

■ 0-IIb型（図4）

ほとんどがT1a-EP

＊イメージとしては，通常観察ではほとんど認識できなくて，ルゴールを撒布すると，不染帯として視認できるような病変ですかね．

> **モテPoint!　食道表在癌肉眼型の内訳**
> - 表在癌の約5割を占めるのは0-IIcである！

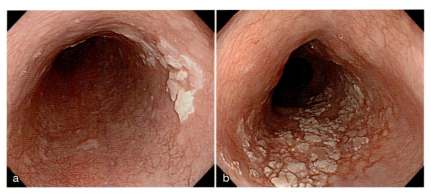

図 3　0-IIa 型食道表在癌
a：T1a-EP.
b：T1a-LPM.

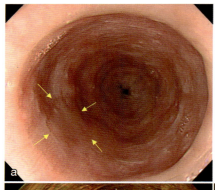

図 4　0-IIb 型食道表在癌
a：胸部下部食道の 0-IIb 型病変（黄矢印）.
b：ルゴール撒布を施行すると不染帯として視認される.
c：病巣内で畳の目ひだの途絶はない.

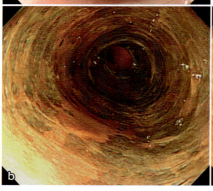
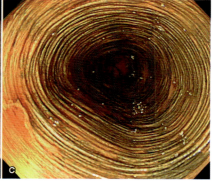

> 結局 0-IIc の深達度診断を大まかにできないとモテなかった…．じゃあ，できるようになればいいじゃないか!!

■ 0-IIc 型，深達度 T1a-EP（図 5）

陥凹はわずかで，強く伸展した状態では 0-IIb のように見えます．発赤の程度も軽度．伸展度を変化させながら観察すると，陥凹性病変であることが認識できます．

> **モテ Point!** 0-IIc 型，深達度 T1a-EP 領域の畳の目ひだ所見
> - 0-IIc 型の T1a-EP 領域では畳の目ひだは病巣内を通過し，中断されることはない．

> **◆畳の目ひだって何？◆**
> 待て待て！ 畳の目ひだって何だ？ ここから解説しないから，分からなくなってしまいます．やはり親切な本はここから解説すべきです．畳の目ひだとは，図 6b, c に示すような所見です．ルゴールを撒布した後が観察しやすいと思います．

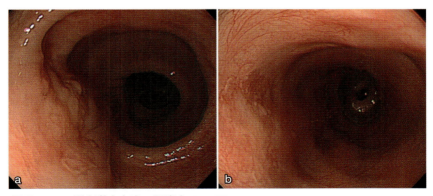

図 5　0-IIc 型食道表在癌，深達度 T1a-EP
a：脱気すると浅い陥凹性病変であることが分かる．
b：送気にて伸展させるとほぼ平坦となる．

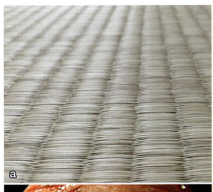
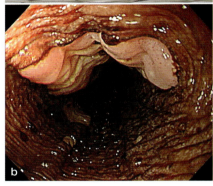
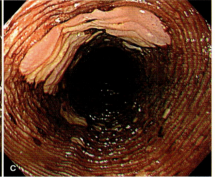

図6　実物の畳の目と食道の畳の目ひだ
a　：実物の畳の目．
b, c：ルゴール撒布後の食道の畳の目ひだ（bは軽度脱気した状態，cは送気伸展した状態）．

■ 0-Ⅱc型，深達度T1a-LPM（図6，7）

　T1a-LPMまでは治療にリンパ節転移を考慮しなくてよいでしょう．強く伸展した状態でも陥凹成分を認識できます．

> **モテ Point!**　0-Ⅱc型，深達度T1a-LPM領域の畳の目ひだ所見
> ● 0-Ⅱc型のT1a-LPM領域では畳の目ひだは太くなったり，狭くなったりするが途絶することはない．

■ 0-Ⅱc型，深達度T1a-MM，T1b-SM1（図8，9）

　＊軽度陥凹の中の隆起成分（図8）．
　＊一段深い陥凹．

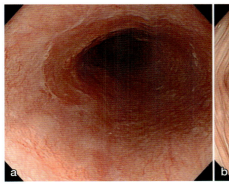
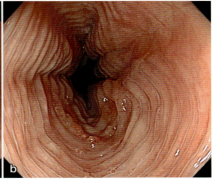

図7　0-Ⅱc型食道表在癌，深達度T1a-LPM
a：中部食道前壁の0-Ⅱc型病変の通常白色光観察像．
b：畳の目ひだは病巣内を中断なく走行している．

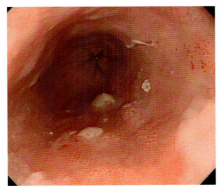

図8　0-Ⅱc型食道表在癌，深達度T1a-MM
発赤調の浅い陥凹性病変の内部に顆粒状の凹凸を認める．

＊T1a-EPあるいはT1a-LPM程度の領域の中に孤立した顆粒や粗大な顆粒が存在している．
＊畳の目ひだはT1a-MM以深の浸潤領域の辺縁で中断する（図9）．
＊図9の症例は一見浅い病変に見えるが，明らかに畳の目ひだが途絶している．

■ 0-Ⅱc，深達度T1b-SM2, T1b-SM3（図10）

　食道壁を伸展させても反対に収縮させてもT1b-SM2以上に浸潤した部分は変形しません．

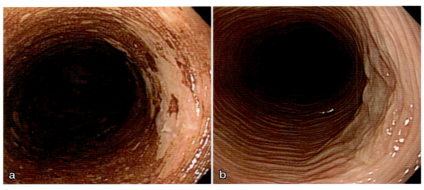

図9　0-IIc 型食道表在癌，深達度 T1b-SM1
a：ルゴール撒布後，不染帯として 0-IIc 型病変を認める．送気伸展では比較的平坦な病変となる．
b：同病変の通常白色光像（脱気した状態）．病巣内で明らかに畳の目ひだの途絶を認める．

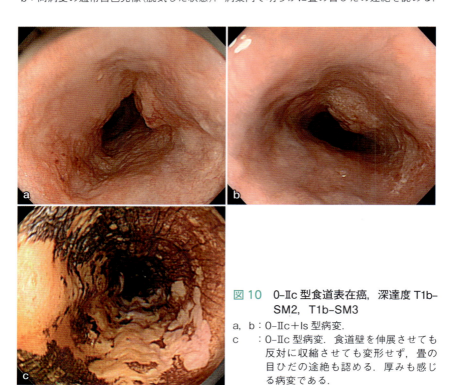

図10　0-IIc 型食道表在癌，深達度 T1b-SM2，T1b-SM3
a，b：0-IIc＋Is 型病変．
c　：0-IIc 型病変．食道壁を伸展させても反対に収縮させても変形せず，畳の目ひだの途絶も認める．厚みも感じる病変である．

> **モテ Point!** O-IIc，深達度 T1a-MM 以深
> - O-IIc 型，深達度 T1a-MM 以深領域では，畳の目ひだは途絶する．

病変のサイズに関しては，病変の大きさと肉眼型から見た診断ということで，

- 2 cm 以下の 0-IIa，0-IIb，0-IIc 型：T1a-EP または T1a-LPM
- 3 cm 以上の 0-IIc 型：陥凹面が整っていても T1a-MM 以深

とする文献（下記のモテ文献「胃と腸」）もあります．

モテ 文献 「胃と腸」

- 斉藤裕輔，稲場勇平，富永素矢，他．「早期消化管癌の深達度診断 2015」早期消化管癌の深達度診断─基本と進め方．胃と腸 50(5)：485-497, 2015
  URL http://medicalfinder.jp/doi/abs/10.11477/mf.1403200275
  ☞ p.490 より，各臓器における深達度診断総論が記載されています．この内容を確認したうえで，さらに引用文献を読み込むことでより深い知識を得ることができるでしょう．

- 丸山雅一，山田弘徳，新井順也，他．「消化管癌の深達度診断」2. 消化管の癌の深達度診断総論．胃と腸 36(3)：249-260, 2001
  URL http://medicalfinder.jp/doi/abs/10.11477/mf.1403103146
  ☞ 食道，胃，大腸のそれぞれの臓器における深達度と浸潤パターンの特徴，治療法の選択との関係が詳細に述べられています．

ちなみに，T1a-MM/T1b-SM1 の通常内視鏡所見での正診率は，「6～7 割程度」と報告されています．

モテ 文献 「胃と腸」

- 吉田操，門馬久美子，葉梨智子，他．「消化管癌の深達度診断」1. 食道癌の深達度診断 2) 内視鏡像からみた深達度診断．胃と腸 36(3)：295-306, 2001
  URL http://medicalfinder.jp/doi/abs/10.11477/mf.1403103151
  ☞ p.302 より，「深達度診断の精度」が記載されています．誤診の中でも浅く診断したものには，癌の浸潤形式に特徴（食道壁の構造を破壊しない浸潤，狭い範囲の浸潤など）があることが述べられています．

NBI 拡大診断による食道癌の深達度診断が確立されており，最終的

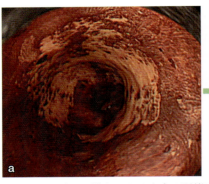 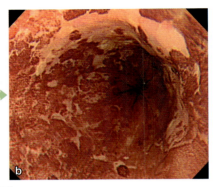

図11 ルゴール撒布による病変の形態変化
a：中部食道亜全周性の 0-IIc 型病変に対するルゴール撒布直後の内視鏡像．
b：同病変の 2 週間後のルゴール撒布後の内視鏡像．明らかに病変形態が変化している．

には，NBI 拡大観察や EUS 所見も含めた総合判断を下せばよいでしょう．ただし基本は通常観察であり，それでもある程度は間違いなく深達度診断が可能です．

　誰もが間違うような，まれな症例の深達度診断を議論したり，覚えたりすることは，今やるべきことではありません．まずはこれらの基本を覚えることだけに専念してほしいと思います．そうすればきっとモテる日が遠からず来るはずです．

　ちょっと追加で以下のモテ point！を．

> **モテ Point!　ルゴール撒布の刺激は強烈**
> - ルゴール撒布（ヨード染色）の際，その刺激によって，上皮の剝離と，それに伴う再生性変化を来し，病変の形態変化を来してしまう場合があるので注意が必要である（図11）．内視鏡治療の際には最終ルゴール撒布から 4 週間程度は間隔をあけて施行することが望ましい．内視鏡治療でハイボリュームセンターに患者さんを紹介する場合には，最終ルゴール撒布を行った日にちを記載しておくと紹介先の先生に確実にモテる（笑）．

■ 文献
1) 日本食道学会（編）．臨床・病理 食道癌取扱い規約，11 版．金原出版，2015
2) 日本胃癌学会（編）．胃癌取扱い規約，14 版．金原出版，2010

❷ 食道表在癌（2）
NBI観察で「brownish area」は全部癌なの？
これは本当なの?!

　もちろん内視鏡診断において通常観察が一番重要です．しかしながら今の時代，NBI診断をある程度理解していないと，食道の内視鏡診断においては結構キツいです．

　brownish area，B1血管，B2血管，avascular area．内視鏡を始めたばかりの先生たちはここでつまずいてしまいますよね．

　この項では，NBIを用いて食道表在癌を発見し，ある程度正しい深達度診断をするうえで最低限モテるための知識を習得していただきたいと思います．

brownish areaは全部癌なのか？

　まず，図1の4症例の内視鏡写真を見てください．NBIで観察してbrownish area（以下，BA）として認識される対象です．これらはすべて癌でしょうか？

　食道で見かけるBAには4つのパターンがあります．もちろん一番は扁平上皮癌（異型上皮を含む）を念頭に置くべきです．しかし，その他にも異所性胃粘膜，炎症，周囲と比較して扁平上皮が薄い場合，などがあります．

　図1a, bは扁平上皮癌です．図1c, dは頸部食道に認める異所性胃粘膜です．拡大機能がなくても近接することで，腺構造が認識されるので鑑別可能です．もちろん好発部位が頸部食道です．

　そんなこといわれないでも分かります！とお叱りを受けるかもしれませんが，現に"頸部食道にBAを認めましたので癌が否定できません．

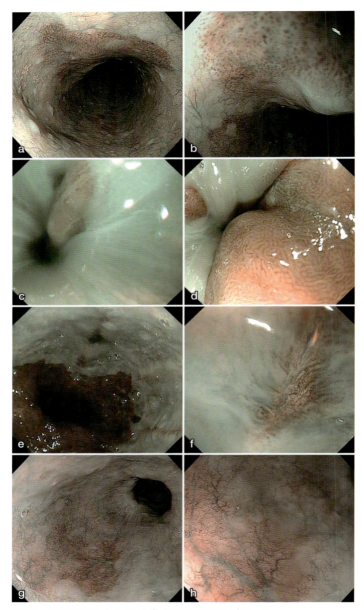

図1 NBIでBAとして認識される4つのパターン
a, b：扁平上皮癌, c, d：食道入口部の異所性胃粘膜,
e, f：炎症（逆流性食道炎）, g, h：周囲と比較して扁平上皮が薄い場合.

精査をお願いします"とご紹介いただくこともあるのです．内視鏡を始めたばかりの先生に向けた「モテ本」なのでご容赦ください．

図1e, fは特に食道胃接合部（esophago-gastric junction；EGJ）に好発する線状のBAです．今回，図1g, hも提示しておきたいと思います．扁平上皮が周囲と比較して薄い部位もBAとして認識されます．知っていればなんでもないことなのですが，知らなければ知りません（当たり前か…）．

図1g, hを見てください．このBAは拡大すれば，ただの正常粘膜であることが分かります．さらに分かりやすい症例を1例提示します（図2）．

この症例は内視鏡のコンタクトで扁平上皮が剥がれてしまったため，同部位がBAとして認識されるように変化しています．非常に分かりやすいと思います．誤解しないでください．決してこの本の執筆に当たり，わざと剥がしたわけではありません．偶然コンタクトで剥がれてしまったのです…．

拡大内視鏡による血管分類別の深達度診断でもっと「モテ」る！

次に「日本食道学会拡大内視鏡分類」で発表された血管分類について説明したいと思います．本分類は扁平上皮癌が疑われる領域性のある病変を対象としています．

■Type Bの深達度診断

癌で見られる血管をType Bとし，Type BをB1, B2, B3に亜分類しています．

> **Type B**
> - B1：拡張・蛇行・口径不同・形状不均一のすべてを示すループ様の異常血管
> - B2：ループ形成に乏しい異常血管
> - B3：高度に拡張した不整な血管（B2血管の約3倍以上で，血管径が60μmを超える不整な血管）

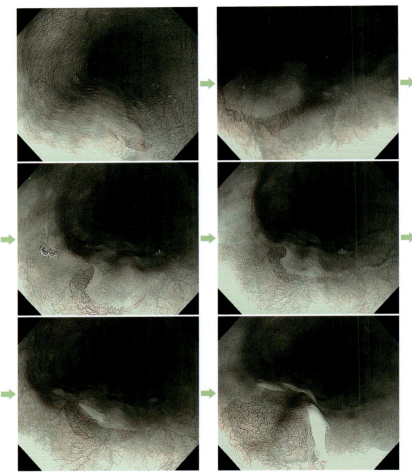

図2 BAの鑑別（上皮の薄さによるBA）
内視鏡のコンタクトにより扁平上皮が剝がれるにしたがって，同部位が周囲と比較してBAとして認識されるようになる．

　筆者の勉強会では，まずこの「ループ様の異常血管」で意外と多くの人がつまずいてしまうことに気づきました．イラスト（図3）で示すように，ループ様の異常血管とは始点と終点が同じ（スタートとゴールが同じ場所）の血管のことです．ちなみにこのイラストはうちの娘たちに内視鏡写真を見せて書いてもらったものです（笑）．

Type B1 血管　　　　　　　　　　　　　　　　Type B2 血管

図3　Type B1, B2 血管のイラスト

　ここまで説明して，ようやく理解していただいたと仮定して，Type B 血管を用いた深達度診断の説明に移りたいと思います．T1a-EP，T1a-LPM の扁平上皮癌に見られる所見が Type B1，T1a-MM，T1b-SM1 が Type B2，T1b-SM2 以深が Type B3 に該当するように分類されています．

　典型的な Type B 血管を提示します．

■ Type B1 血管

　図4のような血管が典型的な Type B1 血管です．

　Type B1 血管は食道扁平上皮表在癌の質的診断（癌・非癌）に対する感度，陽性的中率が90％以上と報告されており，深達度診断（pT1a-EP，

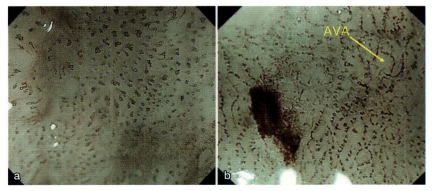

図4　Type B1 血管
黄矢印は Type B1 血管で囲まれた 0.5 mm 未満の avascular area（AVA-small）である．

pT1a-LPM）に対する感度，陽性的中率もほぼ90％と報告されています．

モテ 文献 「胃と腸」

土橋昭，郷田憲一，小林寛子，他．日本食道学会拡大内視鏡分類と深達度―鑑別・深達度診断における B1 血管の意義．胃と腸 49(2)：153-163，2014
URL http://medicalfinder.jp/doi/abs/10.11477/mf.1403114067
☞NBI 拡大観察後に内視鏡的切除術が行われた 249 病変を対象とした検討結果が報告され，日本食道学会分類 Type B1 に基づいた拡大内視鏡診断の臨床的有用性が示されています．

要するにかなり当たるのです．

■ Type B2 血管

次に Type B2 血管を提示します（図5）．

Type B2 血管はスタートとゴールが異なる「ループ形成に乏しい異常血管」です．このような血管を見たらとりあえず，Type B2 血管と診断して深達度は T1a-MM/T1b-SM1 を疑いましょう．ただし，ここで注意が必要です．Type B2 血管が T1a-MM/T1b-SM1 であった正診率は 60～70％程度で，畳の目ひだなどの所見とあわせて総合的に判断することが必要です．

要するに T1a-MM/T1b-SM1 の深達度診断は少し難しいのです．あえて モテ point! を探すとしたら，生検部位やびらん部に Type B2 血管

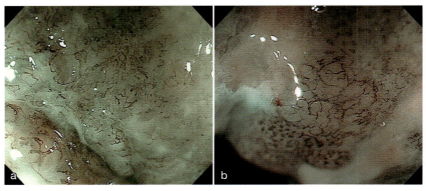

図5 Type B2 血管

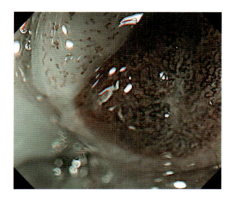

図6 びらんに出現するType B2血管類似血管

に類似した形態の血管を認めることがあるので(図6),この血管は深達度診断には用いないということです.

> **モテ Point!** Type B2血管に類似した血管の取扱い
> - 生検部位やびらん部に見られるType B2血管に類似した血管は深達度診断には用いない.

モテ 文献 「胃と腸」

藤原純子,門馬久美子,立石陽子,他.日本食道学会拡大内視鏡分類と深達度―深達度診断におけるB2血管の意義.胃と腸 49(2):174-185, 2014
 URL http://medicalfinder.jp/doi/abs/10.11477/mf.1403114071

☞B2血管は,パターンa:腫瘍胞巣間の間質を走行する血管,パターンb:bulkyな腫瘍塊を取り囲む血管,パターンc:乳頭状増殖する隆起性病変に見られる血管,パターンd:びらんや再生性変化の周囲に出現する炎症に伴う血管,の4パターンに分類され,その多様性のためにT1a-MM/T1b-SM1診断におけるB2血管の特異度が低くなっていたと述べられています.

■ Type B3血管

最後にType B3血管を提示します(図7).

Type B3血管は日本食道学会拡大内視鏡分類において,「B2血管の約3倍以上で,血管径が60μmを超える不整な血管」と定義されていま

す．赤血球1個の大きさが7～8μmであるため，約8個分の血管径ということになります．Type B3血管の特異度，陽性的中率(positive predictive value：PPV)，陰性的中率(negative predictive value：NPV)は90％以上と極めて高いことが分かっています．すなわち，Type B3血管を認めれば，かなり高い確率でSM深部浸潤であるということです．注意点としては，SM深部浸潤癌の60％程度にしか，Type B3血管が出現しない(感度が低い)ということです．

モテ 文献 「胃と腸」

📖 池田晴夫，井上晴洋，佐藤裕樹，他．日本食道学会拡大内視鏡分類と深達度―深達度診断におけるB3血管の意義．胃と腸 49(2)：186-195，2014
URL http://medicalfinder.jp/doi/abs/10.11477/mf.1403114072

☞ 著者の施設で，B3血管のSM2以深浸潤病変の予測に対する診断能の検討を行ったところ，B3血管の感度，特異度，PPV，NPV，正診率はそれぞれ56.9％，99.5％，95.3％，92.6％，92.6％であり，B3血管はほぼ確実なT1b-SM2以深への浸潤を予測する所見であると報告しています．
しかし，T1b-SM2以深浸潤癌の45.1％の症例においてB3血管が陰性であることから，主にB2血管を有する症例に対する診断ストラテジーの確立が課題であるとしています．

モテ Point! Type B血管と深達度

- Type B1 → T1a-EP/T1a-LPM.
- Type B2 → T1a-MM/T1b-SM1.
- Type B3 → T1b-SM2以深.

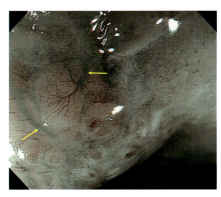

図7　Type B3血管(黄矢印)

この本は診断の精度を100％にあげることが目的ではありません．あくまで結構正しく診断できて，モテるためのバイブルなのです．食道内視鏡診断がご専門の先生方が，議論して意見が分かれる症例は対象にしていません．もっと細かく勉強したいと興味が湧いた先生は，「胃と腸」49巻2号(2014年2月号)「日本食道学会拡大内視鏡分類」を読まれたほうがよいでしょう．個人的には137～147頁の食道の血管構築の解説[1]がお勧めです．

　病変全体をNBI拡大観察できればそれに越したことはないのですが，通常観察で深達度が最も深いと予測されるところをピックアップして，その領域を注意深くNBI拡大観察するように心がけましょう．

■AVAの深達度診断

　深達度診断に用いる基準としてType B血管とは別にAVA(avascular area)というものがあります．AVAは有馬ら[2]により提唱された概念で，浸潤部で形成される腫瘍塊を反映する所見とされ，AVAの大きさは腫瘍塊の大きさと浸潤度と相関しており，深達度診断に用いることができるとされています．AVAの定義は「Type B血管に囲まれた無血管領域，もしくは血管が疎な領域」[3]とされています．

　AVAは，

> AVAs(AVA-small)：0.5 mm未満
> AVAm(AVA-middle)：0.5 mm以上3 mm未満
> AVAl(AVA-large)：3 mm以上

と細分類されています(図8)．

　注意点ですが，AVAのうちでType B1血管で囲まれたAVAは，その大きさにかかわらず深達度はT1a-EP/T1a-LPMに相当するとします．AVA-largeは，3 mm以上の無血管野で，見れば一目瞭然なので，今回写真は掲載していません．

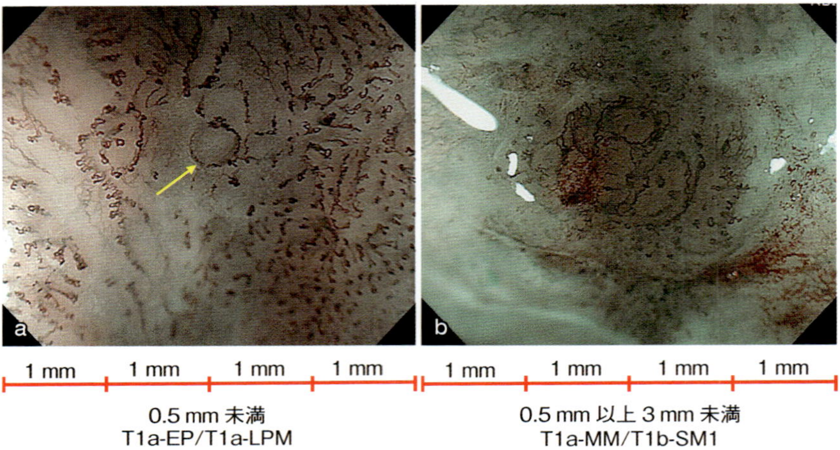

|　1 mm　|　1 mm　|　1 mm　|　1 mm　|　　|　1 mm　|　1 mm　|　1 mm　|　1 mm　|

0.5 mm 未満
T1a-EP/T1a-LPM

0.5 mm 以上 3 mm 未満
T1a-MM/T1b-SM1

図8　AVA による深達度診断（GIF-H260Z 使用の場合）
a：AVA-small（黄矢印）．
b：AVA-middle．
avascular area（AVA）：Type B 血管に囲まれた無血管領域もしくは血管が疎な領域を AVA とする．ただし，B1 血管のみで構成される AVA は大きさにかかわらず深達度 T1a-EP/T1a-LPM に相当する．

モテ Point!　AVA と推定深達度

- ●囲む血管が Type B1.
  - AVA のサイズにかかわらず，T1a-EP/T1a-LPM と診断．
- ●囲む血管が Type B2，B3.
  - AVA-small → T1a-EP/T1a-LPM と診断．
  - AVA-middle → T1a-MM/T1b-SM1 と診断．
  - AVA-large → T1b-SM2 以深と診断．

　ここで重要なのは AVA の測定方法です．もし，使用している内視鏡も考慮せず，先端フードの設定も行わずに，AVA-small あるいは AVA-middle と指導している上司がいたら，大きな声ではいえませんが，少し眉唾ものかもしれません…．なぜなら AVA の診断はそのサイズを測定して診断するものです．測定するための定規が間違っていたら，そもそも診断が正しいわけはありません．

　AVA 測定のモテ point!「一画面横幅長の調整」を説明します．「GIF-

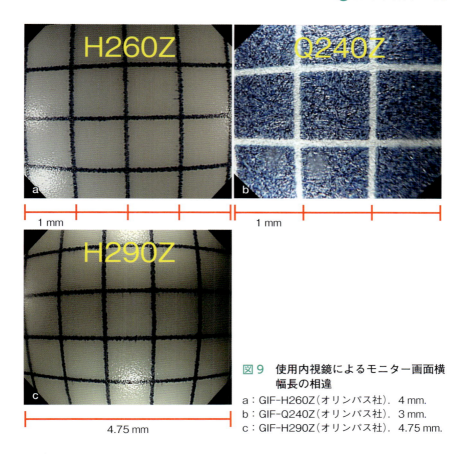

図9 使用内視鏡によるモニター画面横
幅長の相違
a：GIF-H260Z(オリンパス社)．4 mm.
b：GIF-Q240Z(オリンパス社)．3 mm.
c：GIF-H290Z(オリンパス社)．4.75 mm.

H260Z(オリンパス社)」を使用し，先端に黒フードを装着して最大倍率で観察した場合，図9a のように一画面の横幅がほぼ4 mm になるように黒フード長を調整しています．このようにすると横幅の1/8が0.5 mm ということになります．これを基準にして，0.5 mm 未満のAVA-small，0.5 mm 以上3 mm 未満のAVA-middle，3 mm 以上のAVA-large を判定すればよいのです．

　もし，「GIF-Q240Z(オリンパス社)」を使用するなら別の話になります．Q240Z の場合には図9b のように，一画面の横幅をほぼ3 mm になるように調整します．ということは横幅の1/6 が0.5 mm ということになり，定規自体が異なってきます．さらに追加すると，「GIF-H290Z(オリンパ

ス社）」は横幅を 4.75 mm に設定することが推奨されています（図 9c）．

　こうなるとややこしくて仕方ないですよね（笑）．私自身，食道精査が必要な症例では，内視鏡を始める前に専用のメジャーを使用してフード長の調整を必ずやっています．

> **モテ Point!**　一画面横幅長の調整
> - GIF-H260Z：4 mm.
> - GIF-Q240Z：3 mm.
> - GIF-H290Z：4.75 mm.

■ 文献

1) 井上晴洋，池田晴夫，佐藤千晃，他．内視鏡観察に基づいた食道の血管構築．胃と腸 49(2)：137-147, 2014
http://medicalfinder.jp/doi/abs/10.11477/mf.1403114064

2) 有馬美和子，有馬秀明，多田正弘．早期食道癌深達度診断の進歩—FICE 併用拡大内視鏡を中心に．胃と腸 43(10)：1489-1498, 2008
http://medicalfinder.jp/doi/abs/10.11477/mf.1403101473

3) Oyama T, Monma K. A new classification of magnified endoscopy for superficial esophageal squamous cell carcinoma. Esophagus 8：247-251, 2011

Ⅱ 食道

❸ 食道の深達度診断を間違った症例
その理由は何なの？　病理の先生教えてよ！

　筆者の勉強会の目標は，9割程度正しく内視鏡診断し，モテる若手内視鏡医をたくさん育てることです．

　食道表在癌の深達度診断は，通常内視鏡所見・NBI拡大観察所見を総合的に判断して行わなければなりません．もちろんEUSもできるのであればその所見も重要です．それでも深達度診断が難しい症例が存在するのも事実であり，病理という答えが分かった後に振り返っても納得いかないことさえあります．深達度診断の限界症例があることも理解しておく必要があります．

　ですので100点満点の診断を目指していません．だからといって，深達度診断が難しくて外してしまった症例をそのままにしておいてはいけません．やはり，なぜ間違ったのかを病理の先生とディスカッションして，フィードバックしていかなければ真のモテる内視鏡医にはなれません．

　例えば，NBI拡大観察で血管変化が乏しい病変であるにもかかわらず，深達度がT1a-MMであった症例（【症例1】，図1）や（【症例4】，図4）のように明らかに0-Ⅰ型病変にもかかわらず，深達度がT1a-LPMという症例もあります…．

　なぜ深達度診断が難しかったのか，病理医の市原先生にコメントをいただきたいと思います．

深達度診断を間違った症例①

　【症例1】（図1）は，腹部食道背側に存在する約半周性の0-Ⅱc型病変です．

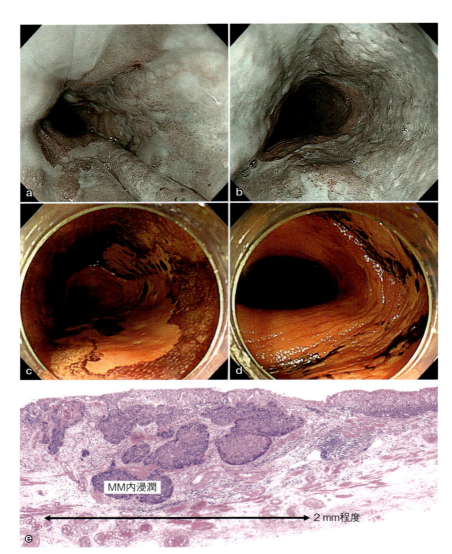

図1 【症例1】腹部食道半周性 0-IIc 型病変

a ：病変は NBI（非拡大観察）で brownish area として認識され，Type B1 血管と推測される dot 状の血管を病変全体に認める（脱気した状態）．
b ：a の状態から送気して，伸展した状態．
c, d：同病変のルゴール撒布像．病変全体を畳の目ひだが途絶することなく走行している．
e ：病理組織像．詳細は本文 37～38 頁（市原先生の解説）を参照．

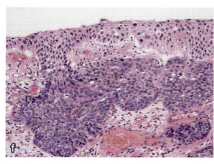
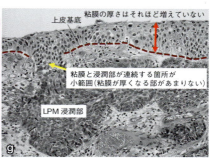

図1 【症例1】腹部食道半周性 0-IIc 型病変（続き）
f, g：病理組織像．詳細は本文 37〜38 頁（市原先生の解説）を参照．

陥凹内に凹凸も特に目立たず，病変内の畳の目ひだの途絶も認めない症例でした．NBI 観察（非拡大観察）でも通常観察で全体に dot 状の血管を認め，拡大するとすべて Type B1 血管でした．総合的に判断して T1a-EP/LPM までの浅い癌と診断しました．しかし，実際は T1a-MM 癌でした．

この症例の病理解説を市原先生にお願いします．

解説

通常観察では厚みが目立たず，畳の目模様もきちんと残っていますが，病理組織学的には病変中央部に長径 2 mm 程度の MM 浸潤があります．導管内進展ではなく，迷うことなき浸潤です．ただし，通常の MM 浸潤癌とはやや異なる組織像を示しています．

本例では，粘膜の厚さが「ほとんど増えていない」ことに注目します（図1g）．EP 内病変はほとんど厚くなっていないのに，粘膜の基底から連続した腫瘍胞巣が LPM〜MM に浸潤しているのです．

普通，食道扁平上皮癌は，腫瘍が増えるにつれて粘膜が少しずつ厚くなり，粘膜筋板に接したあたりで腫瘍胞巣がばらけ始めることが多いです．浸潤様式でいうならば，INFa → INFb → INFc と段階的に浸潤していくケースが多いのです．そのため，浸潤の深さが増すにつれて粘膜の厚さ，さらには粘膜内に通る血管が段階的に変化します．NBI における血管所見が深達度とよく相関するのはこのためです．

しかし，本例では粘膜が厚くなっていないため，粘膜面における変化が出づらいのです．屋根が大して変化していないのに，床下（基底膜より下）でいきなりINFbで浸潤しているようなイメージです．粘膜の形態変化があまり起こっていないため，畳の目ひだもよく残存し，血管の変化もあまり出なかったと考えます．

　このようなケースで深達度を読影するには，通常観察などで「病変そのものの厚み」をしっかり読むしかないのですが，本例では浸潤部が長径2mm程度しかないため，厚みも出づらかったと思われます．

　以上，本例は，①浸潤の様式がやや特殊，②浸潤の範囲が狭い，という2つの理由により浅読みしたと考えられます．

　なお，病理組織学的には，「基底細胞方向への分化が目立つ症例」でしばしばこのような浸潤様式を見かけると思います．その究極系が「類基底細胞癌」です．SMT-likeな病変を形成するため，深達度診断がやや難しいことで有名ですね．本例は類基底細胞癌ではなく，扁平上皮癌の範疇病変ですが，「一部に基底細胞様の性質を持つ」（ちょっとだけ類基底細胞癌である）ため，粘膜の厚さが増えないまま（表面に変化が出づらい状態で）浸潤したのかなあと思っています．

（市原　真）

なるほど〜．よく理解できました．まあ，簡単にいうと深達度診断の難しい症例ですね．このような症例もあるということを知っておくことが必要ですね．

深達度診断を間違った症例②

次の症例に移ります．

【症例2】（図2）ですが，これは自分自身は術前T1a-LPMの診断で正診した症例なのですが，朝の読影会で提示したところ，多くの先生が深読みしたので提示します．

この症例は，中部食道左側の0-IIc型病変です．病変口側に一部白苔

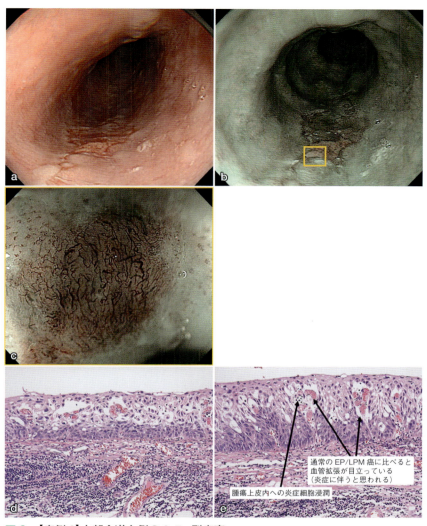

図 2 【症例 2】中部食道左側の 0-IIc 型病変
a ：通常白色光観察像.
b ：同病変の NBI 観察像.
c ：病変口側(b の黄枠部)の NBI 拡大観察像.
d, e：病理組織像. 詳細は本文 40 頁(市原先生の解説)を参照.

が付着している病変でした．白苔をはずした部位の NBI 拡大観察が図
2c の画像となります．

誤診した先生の多くはこの血管を，始点と終点の異なる Type B2 血管と読影したことが深読みした原因のようでした．

この症例に関して市原先生にコメントをいただきます．

> **解説**
>
> 本例では癌が存在する「粘膜内」に炎症細胞浸潤像があります（図2e）．粘膜下（粘膜固有層内）に炎症を伴うことはしばしば経験しますが，粘膜層内（上皮内）にこれほどの炎症を伴うことはそこまで多くはありません．固有層乳頭内の血管はおそらく炎症によると思われる充血・拡張を呈しており，通常の EP/LPM 癌よりもやや太くなっています．
>
> 扁平上皮癌に限らず，ときどき，癌の中に炎症を伴うケースに出合います．食道扁平上皮癌の場合にどのようなファクターが炎症と関係するのかはよく分かっていません．逆流性食道炎がオーバーラップしているなら分かりやすいですが，逆流が届いていなさそうな部分でも炎症を伴っていることもあります．時に炎症が粘膜内にも加わると本例のように（深達度は浅いにもかかわらず）やや派手な血管が出現し得ます．
>
> （市原　真）

モテ Point! B2 血管と間違えやすいびらんの血管像
- びらんの血管の内視鏡所見を頭に入れて，B2 血管と間違えないようにしよう．

深達度診断を間違った症例③

【症例3】（図3）の検討に移ります．非常に小さい病変ですが，厚みがあり，B2 血管とそれによって取り囲まれる AVA-middle と診断した症例です．総合的に判断して T1a-MM/T1b-SM1 の診断としていましたが，ESD の結果，pT1a-LPM の診断に至りました．

この症例に関して，市原先生，コメントをお願いします．

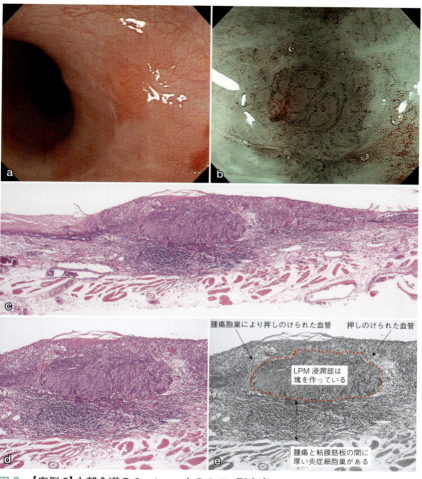

図3 【症例3】中部食道の3〜4 mm 大の0-IIa型病変
a ：通常白色光観察像．病変にはやや厚みを感じる．
b ：NBI拡大観察像．一部に始点と終点が異なる上皮乳頭内血管ループ（intraepithelial papillary capillary loop；IPCL）を認め，Type B2血管と判断．それによって囲まれる血管の乏しい領域を認め，AVA-middleと判断した．
c〜e：病理組織像．詳細は本文42頁（市原先生の解説）を参照．

> **解説**
>
> 　粘膜固有層内に浸潤がある LPM 癌ですが，癌の直下にリンパ濾胞形成を伴う慢性炎症を伴っています（図 3e）．この炎症のため厚さが修飾されています．AVA-middle 様の「腫瘍が作る塊による血管の圧排所見」は組織学的にも指摘することができます．普通，腫瘍がこれくらいの塊で存在すると「MM まで届いてしまう」ことが多いのですが，リンパ濾胞により押し上げられているためか（？） LPM 止まりです．
>
> 　内視鏡から想像できる組織像として「小さいが厚みがある→粘膜から粘膜固有層内に何かがある（腫瘍＋リンパ濾胞だった）」こと，「AVA-middle がある→腫瘍がある程度の塊を作っている」こと，「B2 血管かどうか迷うくらいの血管がある→粘膜筋板あたりから血管を誘導してきている」ことが想定されますが，組織学的にはいずれもほぼ正解なのです．ただ，炎症（特にリンパ濾胞）がオーバーラップした場合には，リンパ濾胞により本来 MM まで届いていてもおかしくなかった腫瘍塊が押し上げられて LPM 止まりとなる可能性があるわけです．炎症が加わると病変の解釈が難しくなるという典型例の 1 つだと思います．
>
> （市原　真）

なるほど，非常に分かりやすい解説，ありがとうございます．

深達度診断を間違った症例④

【症例4】（図 4）の 0-Ip 型病変の解説をお願いいたします．モテ point! に従うと 0-I 型の病変は 9 割 SM 浸潤ですよね．これは術前内視鏡で，硬さが感じられず比較的ブラブラでしたので，粘膜内癌の可能性ありと判断して ESD を行いました．ESD の結果は pT1a-LPM でした．患者さんはハッピーエンドでしたが，モテる内視鏡医としてはモテルールに準じなかった症例です．

　市原先生，この理由を教えてください．

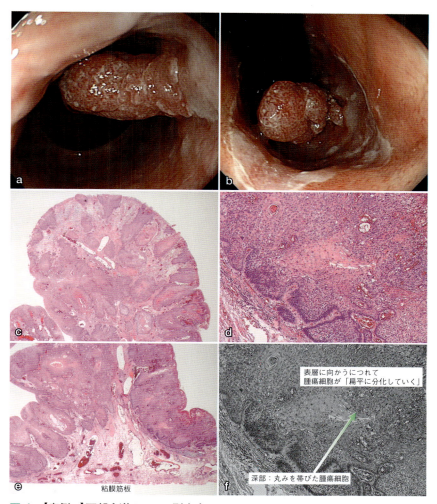

図 4 【症例 4】下部食道の 0-Ip 型病変
a ：通常白色光観察像.
b ：同病変を胃内から反転して観察した像.
c～f：病理組織像. 詳細は本文 44 頁(市原先生の解説)を参照.

> **解説**

　食道扁平上皮癌においては，原則的に「上方向への厚みはそのまま下方向への厚みである」という読影を行います．実際，Type 0-I 病変（丈高の隆起性病変）は9割以上の確率でSM浸潤を来しています．

　しかし，例外的に，「表層への層状分化傾向を保った扁平上皮癌」の場合には，上方向のみへ増殖し，深部にあまり浸潤していないケースもあります．丈は高いのに深達度が浅いということです．有名なのはverrucous carcinoma（疣状癌）で，この病変は旺盛に隆起しますが，丈の高さと深達度の深さに相関があまりないように思われます．ただし，疣状癌はかなりまれな病変です．

　疣状癌ほどはっきりした角化や表層分化傾向を持たずとも，「基底側から表層に向かうにつれて細胞形状が扁平となり，角化も伴う扁平上皮癌」であれば，上方向にのみ厚さを増し，浸潤があまり多くないことはあり得ます．本例もまさにこれで，表層部には角化を伴い，深部では類基底様の細胞を示す，いわゆる「深部から表層へときちんと分化しているタイプの扁平上皮癌」です（図 4f）．

　表層に向かって分化を示す扁平上皮癌では，しばしば角化が強く認められるため，通常観察で「白く濁る」ことがあります．白く濁った隆起性病変では深達度に注意しなければいけません．もちろん，「白く濁ったType 0-I 癌」だからといって毎回浅いわけではありませんよ．表層分化を示すとともに深部に浸潤しているケースもあります．いずれにせよ，深達度評価が難しい病変です．

　なお，乳頭状に隆起するタイプの扁平上皮癌（良性の乳頭腫に少し似ている扁平上皮癌）というのもあります．やはり上方向への増殖がメインで深部にはあまり浸潤していないことがある病変です．本例は前述した「よく分化している」ことと，「乳頭状の増殖を示している」ことを併せ持っており，隆起性病変で深達度評価が難しくなる理由の2つをともに満たしている珍しい病変です．

　また，角化を伴った病変では血管観察が難しくなる場合があります．血管観察が可能であったとしても，隆起性病変の表層血管は深部の性状を反映していない場合が多く（LPMが厚い分，深部の情報がうまく反映されないと考えられる），正確な深達度診断にはEUSが必須であろうと考えます．

〔市原　真〕

深達度診断を間違った症例⑤

最後の症例(【症例5】, 図5)です. 通常観察で浅い病変と思われ, NBI通常観察でもdot状の血管が全体に観察できたので基本的にはLPMまでの病変と診断している病変です. NBI拡大観察は施行していません. ルゴール撒布を施行して, 畳の目ひだを観察したところ, 病変口側(図5d, 白円部)で少し厚みを感じ, 同部位で畳の目ひだが途絶か否か微妙だなーと思い, もう少し深くてMM程度あるかもしれないけど, どうかなーと考えた症例です.

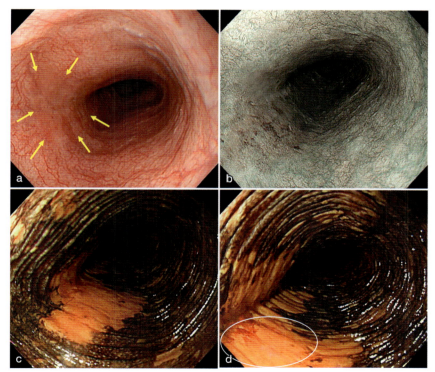

図5 【症例5】中部食道の0-IIc型病変
a ：通常白色光観察で, 血管の途絶を認め(黄矢印), 病変の存在を疑う.
b ：同病変のNBI観察像. 淡いbrownish areaとして認識される.
c, d：ルゴール撒布像. 白円部で畳の目が認識できない(d). 病変自体に軽度の厚みも感じる.
(e〜gの解説は次頁)

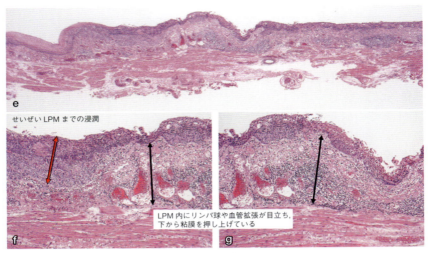

図5 【症例5】中部食道の0-IIc型病変(続き)
e〜g：病理組織像．詳細は下記，市原先生の解説を参照．

　食道ご専門の先生たちからすれば，こんな症例はLPMで当たり前だろ，と思われるかもしれませんが，若手内視鏡医向けの「モテ本」なので，あえて提示し，実臨床でどのように考えるべきなのか病理の市原先生にコメントをいただきます．

　市原先生も，こんな症例で絡まないでくれと思われるかもしれませんが，よろしくお願いします(笑)．

> **解説**
>
> 　「LPM内にリンパ濾胞形成を伴う慢性炎症が目立ち，粘膜筋板も(おそらくは反復刺激に伴い)肥厚している」ため，深達度を深く読みたくなる方がいらっしゃっても不思議ではないな，と思いました．粘膜固有層内にリンパ濾胞・炎症細胞や浮腫，血管増生などが見られ，粘膜が腫瘍ごと上方に押し上げられています(図5f, g)．腫瘍の直下に炎症を伴う場合，「厚み」が増しますし，血管の増え方が激しい場合は「硬さ」もあるように感じられます．深達度深読みの原因として十分ありうる症例ですので，一度対比しておく価値はあると思います．
> 　　　　　　　　　　　　　　　　　　　　　　　　　　　(市原　真)

完全否定されなくてよかったです….

優しく解説していただきまして，誠にありがとうございました．

誤診例勉強のためのこの項で出すべきか分かりませんが，復習のために以下のモテ point ! を．

> **モテ Point!　食道表在癌深達度診断の超基本事項**
> - 食道 0-I 型病変は基本的に 9 割は SM 浸潤癌である．
> - 畳の目ひだが途絶する病変は基本的に MM 以深と診断する．

Ⅱ 食道

4 Barrett 食道, Barrett 食道腺癌

難しそうだけどどうやって診断するの？
やり方を教えてよ！

　Barrett 食道腺癌の診断は極めて難しいです．全員がこの診断のエキスパートになる必要はありません．ただ，食生活の欧米化が進み，*Helicobacter pylori*（以下，*H. pylori*）陽性率の低下，胃食道逆流症（gastroesophageal reflux disease；GERD）罹患率の上昇などの影響により，今後一般内視鏡医も避けては通れない疾患であることは間違いありません．

　本項では，Barrett 食道，Barrett 食道腺癌を診断するために最低限必要な知識を述べたいと思います．

EGJ とは？

　まずは，皆さんが所見用紙によく記載する EGJ（esophagogastric junction；食道胃接合部）について簡単に述べます．EGJ は，「食道癌取扱い規約第 11 版」[1]では「食道筋層と胃筋層の境界」と定義されています．正直これだけでもややこしいので，内視鏡医のための内視鏡的な定義だけ覚えてもらいたいと思います．

　内視鏡的には食道下部柵状血管の下端が EGJ とされます（図 1）．

　ちなみに，欧米では内視鏡的に胃粘膜ひだの上縁とされていますが，送気量や呼吸変動で胃粘膜ひだ上端は数 cm 上下するため，日本人内視鏡医は賛同しづらい基準でしょう．

　「食道癌取扱い規約第 11 版」[1]によると，食道胃接合部癌の定義は，「EGJ の上下 2 cm 以内に癌腫の中心があるもの」とされています．つまり，下部食道の扁平上皮癌，Barrett 食道腺癌，非 Barrett 食道腺癌，

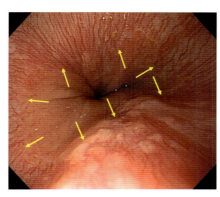

図1　EGJ の内視鏡像（黄矢印）

および噴門部胃癌も含まれます．

さらに詳細に勉強したい方は，ぜひ下記モテ文献「胃と腸」をご参照あれ．

モテ 文献 「胃と腸」

📖「胃と腸」46 巻 12 号（2011 年 11 月号）「Barrett 食道癌の診断」
　URL http://medicalfinder.jp/toc/1403/2011/46/12

☞ *H. pylori* 感染との関連，Barrett 食道の病理組織学的定義や特徴，X 線診断，内視鏡による通常観察，IEE での拾い上げ診断，画像強調や拡大内視鏡による範囲診断や深達度診断が，美しい画像で示されています．日常業務のステップアップにつながる 1 冊です．

まずは Barrett 食道

さて，そろそろ本題に移りましょう．Barrett 食道腺癌の定義は，「Barrett 粘膜に生じた腺癌」です．まずは Barrett 食道について解説したいと思います．ここでモテるために知っておきたいのは，病理組織学的な Barrett 食道の特徴（図 2）です．①扁平上皮島，②固有食道腺，③粘膜筋板の二層化の 3 つが特徴的で，モテ point！にて解説します．

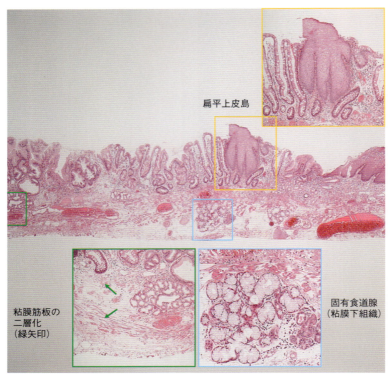

図2 Barrett食道粘膜の病理組織学的所見
粘膜筋板の二層化,扁平上皮島,固有食道腺を認める.
(画像提供:獨協医科大学越谷病院 伴慎一先生)

> **モテPoint!　Barrett食道の特徴**
>
> ❶ 扁平上皮島：Barrett食道内の扁平上皮島は，ほぼすべて固有食道腺導管の開口部に連続している．扁平上皮島の内視鏡像を図3に示す．
>
>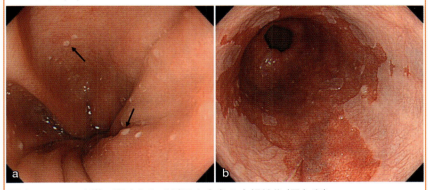
>
> **図3　Barrett食道に認められる扁平上皮島の内視鏡像（黒矢印）**
>
> ❷ 固有食道腺とその導管：円柱上皮で被覆された粘膜固有層の導管もしくは粘膜下層の固有食道腺の存在は，その領域が以前扁平上皮で被覆された食道であったことを意味している．
> ❸ 粘膜筋板の二層化：粘膜筋板の二層構造はBarrett食道に特徴的で，表層の粘膜筋板（superficial muscularis mucosae；SMM）が食道粘膜の円柱上皮化に伴って形成された新生筋板で，本来の粘膜筋板が深層の粘膜筋板（deep muscularis mucosae；DMM）である．

いよいよBarrett食道腺癌

では，いよいよBarrett食道腺癌について解説します．まずは存在診断ですが，キーワードは「0時から2時方向の発赤粘膜」になります．また，Barrett食道腺癌の8割以上が発赤調と報告されています（図4）．

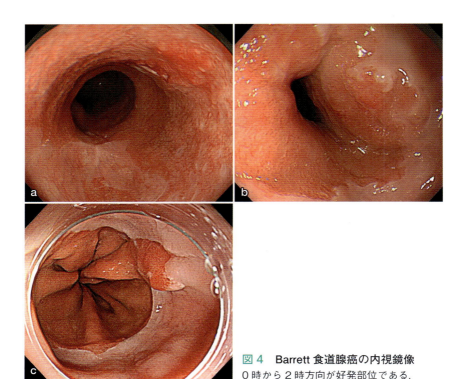

図4 Barrett 食道腺癌の内視鏡像
0時から2時方向が好発部位である．

> 🔖 **文献**「胃と腸」
>
> 📖 小池智幸，阿部靖彦，飯島克則，他．Barrett 食道癌の内視鏡診断―通常観察での拾い上げ診断のポイント．胃と腸 46(12)：1800-1814, 2011
> 🔗 http://medicalfinder.jp/doi/abs/10.11477/mf.1403102408
> ☞ 執筆者の施設の調査では，表在型 Barrett 食道癌は，0〜2時方向（前壁〜右壁）に存在することが多く，色調は8割以上の症例で発赤調を呈していたと報告されています．つまり，Barrett 粘膜内の0〜2時方向に存在する発赤部位に注意することが重要であると述べられています．

　PPI（プロトンポンプ阻害薬）投与によって消炎させた後に観察することで発見しやすくなることもありますが，PPI 投与や生検によって再生した扁平上皮に被覆されてしまうこともあることを覚えておく必要があります．

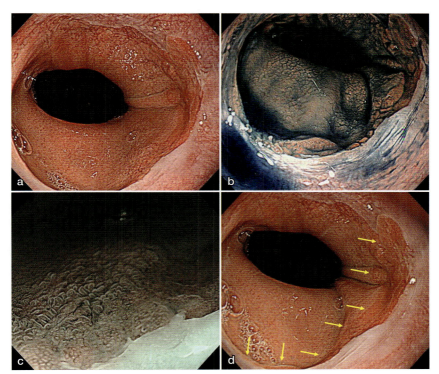

図5　範囲診断に注意が必要な Barrett 食道腺癌
a：Barrett 食道の2時方向に発赤粘膜を認める．
b：同インジゴカルミン撒布像．病変が7時方向まで進展しているのが認識できる．
c：7時方向の NBI 拡大像．腫瘍部の腺構造は小型化し，demarcation line を認識できる．
d：黄矢印は病変の進展範囲（通常光観察）．

次に覚えておきたいキーワードは，「範囲診断が難しい」「扁平上皮下進展」の2つです．とにかく範囲診断が極めて難しい症例が存在するし，同時多発癌を認める症例も存在します．とにかく内視鏡治療時は範囲診断に注意が必要です（図3, 5）．

ちなみに，図3の症例は，範囲診断どころか，通常観察も NBI 拡大観察でも全く腫瘍性変化を指摘できず，ランダム生検で全周性の癌が検出された病変です．筆者はこの症例に出合って，自分の無力さを知り，Barrett 食道腺癌の専門家を目指すのを諦めました…．

話は戻りますが，Barrett食道腺癌の範囲診断の際には，病変の中心から観察すると誤ってしまうことがあるので，通常観察で明らかに離れた全くの正常粘膜から観察し，そこから拡大観察なども併用しつつ病変中心に向かって観察するほうがよいでしょう．

　Barrett食道腺癌における扁平上皮下進展は4～9割とも報告されており，ESD時にはマーキングに注意が必要です．小山らの報告（次のモテ文献「胃と腸」）によると，扁平上皮下進展の平均進展距離が4.3 mm，最大が9 mmとされており，ESD時のマーキングはSCJ（squamo columnar junction）から口側に，少なくても10 mm程度は離す必要があるとされています．

モテ 文献 「胃と腸」

📖 小山恒男，友利彰寿，高橋亜紀子，他．Barrett食道癌の内視鏡診断．拡大内視鏡を併用した側方範囲診断．胃と腸 46(12)：1836-1842, 2011
　URL http://medicalfinder.jp/doi/abs/10.11477/mf.1403102412
　☞ESDで治療したBEA（Barrett's endoscopic adenocarcinoma）30例・36病変のうち，SCJと接していた30病変のなかで，扁平上皮下を口側へ進展していた13病変の平均進展距離をもとに，SCJからのESD切除範囲を検討・報告しています．

　上皮下進展の内視鏡診断は，病変から連続して扁平上皮部に淡い発赤（NBI観察では淡い茶色変化）を認める場合（図6a，黄矢印）や，粘膜下腫瘍様に隆起している場合には比較的診断が容易です．拡大観察で扁平上皮部に白色調の小孔を認める場合には上皮下進展を疑う必要があります（図6b）．

Barrett食道腺癌の深達度診断でもっとモテる！

　最後にBarrett食道腺癌の深達度診断について述べます．まず，モテpoint！として，EMR/ESD切除標本での深達度評価についてですが，浅層の筋板までの浸潤をpT1a-SMM，深層の筋板に浸潤していないものをpT1a-LPM，深層筋板に浸潤したものをpT1a-DMMとしていま

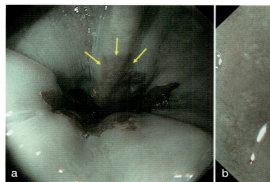
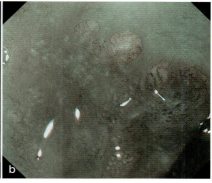

図6 Barrett食道腺癌の上皮下進展
a：NBI観察像．扁平上皮領域に淡い茶色変化を認める（黄矢印）．
b：NBI拡大観察像．白色調の小孔を認める．

す．すなわち，癌がSMMを越えて浸潤してもDMMを越えるまでは粘膜内癌です．

　Barrett食道腺癌の深達度診断は難しいです．II-❶，❷の食道表在癌の深達度診断を参考に進めていただきたいところですが，畳の目ひだもなく，扁平上皮癌でもないためNBI拡大観察による深達度診断を用いることができません．基本的には通常観察所見は食道癌の深達度診断をベースにしながら，EUSなども用いた総合診断にならざるを得ないでしょう．炎症による修飾も加味する必要がありますね．

> **モデPoint!　Barrett食道腺癌の深達度診断**
> - T1a-SMM：癌腫が円柱上皮層または浅層粘膜筋板にとどまる病変．
> - T1a-LPM：癌腫が浅層粘膜筋板を越えるが，深層粘膜筋板に達しない病変．
> - T1a-DMM：深層粘膜筋板に浸潤する病変．
> - SMMを越えて浸潤してもDMMを越えるまでは粘膜内癌．

■ 文献
1) 日本食道学会（編）．臨床・病理 食道癌取扱い規約，11版．金原出版，2015

III

胃

Ⅲ 胃

① *H. pylori* はいるの？（現感染）
いたことないの？（未感染）
消えちゃったの？（既感染・除菌後）

　H. pylori 胃炎の診断において，最も大事なのは「問診」です．*H. pylori* の検査歴・除菌歴を意識して聴いておきましょう．それが *H. pylori* 感染診断で最も難しい「既感染」を診断する強力な一助となります．さらに *H. pylori* 胃炎の診断と，胃粘膜の萎縮の判定はとても密接な関係ですが，似て非なるものです．しっかり理解しておきましょう．
　まずこの項ではモテ医を目指し，「木村・竹本分類を一瞬で判定できる」ようになりましょう．

萎縮性変化の有無と範囲の判定をできるようになろう！

■ 木村・竹本分類とF線をきちんと理解しよう！
　この図（図1）[1]は皆さん見覚えがあるでしょう．

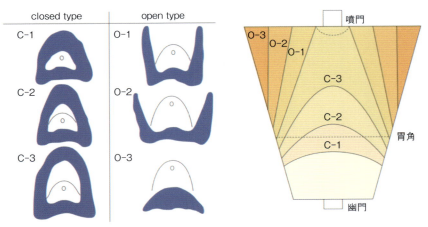

図1　木村・竹本分類〔鎌田智有, 他. 木村・竹本分類. 胃と腸 47：852, 2012 より転載〕

図1を見ながら、定義を述べていきます。

内視鏡的腺萎縮境界が胃体部小彎で噴門を越えないのが closed type，噴門を越えて大彎へ進展するのが open type とされており，まずこの2つの type に分けられます．さらに closed type は胃前庭部に腺萎縮境界がある C-1，胃角部から胃体部にある C-2，そして胃体上部にある C-3 の3つに分けられ，open type は噴門をわずかに越え，大彎ひだがほぼ保たれる O-1 と，全体に大彎ひだがなくなり萎縮が全体に見られる O-3，そして O-1 と O-3 の中間の O-2 の3つに分けられます[1]．この定義を参考に，胃正面像に腺萎縮境界を乗せた図(図2)を作ってみました．

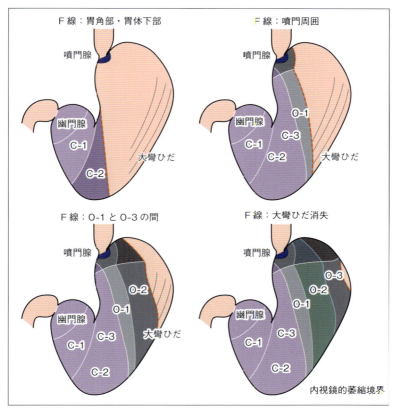

図2　木村・竹本分類(胃の正面から見て)

前述の定義とこれらのシェーマで，イメージをつかみ何となくは理解できると思いますが，実際内視鏡検査をすると「？」となることも初めは多いのではないでしょうか．それは実際の内視鏡像を見て，「内視鏡的腺萎縮境界」が判定できないからではないかと思います．

　組織学的に胃底腺と他の2つの固有腺（幽門腺，噴門腺）は，胃底腺と幽門腺，そして胃底腺と噴門腺が接するところではおのおの入り交じって幅のある領域を作ります．その2種類の腺が混在する，幅のある領域を中間帯と呼び，中間帯とそれぞれの固有腺のみからなる領域の境界の間にできる線分を「腺境界」とするのが一般的である[2]．とされますので，中村恭一先生の提唱する「F線」を内視鏡的腺萎縮境界と扱うことでよいと考えられます．

　この「F線＝内視鏡的腺萎縮境界」は難しく，初学者がつまずくポイントだと思います．ここをしっかりと理解しておくことが重要です．

　そのF線を実際の写真を用いて理解し，判定できるようになるのが，本項の目的の1つです．では，実際の内視鏡像の胃底腺と幽門腺の境界部で，「F線＝内視鏡的腺萎縮境界」を解説していきましょう（図3）．

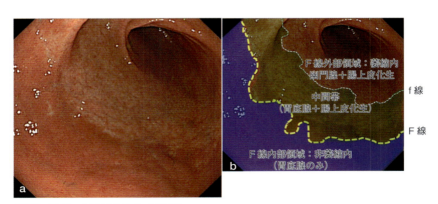

図3　F線，f線の判定と中間帯
a：胃角部大彎前壁像．
b：F線，f線をのせた胃角部大彎前壁像．F線：腸上皮化生のない胃底腺粘膜の限界線，
　f線：胃底腺粘膜領域が巣状に出現する限界線，F線とf線の間を中間帯とする．

F線はおおむね発赤調の粘膜（＝胃底腺粘膜）のみからなる限界線です．そして，f線は胃底腺粘膜がちらほら見られ，萎縮粘膜と入り交じる範囲の限界線です．

　さらに，萎縮粘膜・腸上皮化生と幽門腺からなり，胃底腺が混じらない領域は，f線の外＝F線外部領域と称されます．このF線とf線の間が中間帯とされ，F線の内側は胃底腺粘膜（非萎縮粘膜）のみからなりF線内部領域といい，内視鏡的腺萎縮境界はこの「F線」のことを指しています．

　これで，内視鏡的腺萎縮境界（＝F線）という概念を理解できると思います．そしてこれが木村・竹本分類を適切に判定することができるようになる一歩です．

> **モテPoint!　F線とf線，中間帯**
> - F線は発赤調の粘膜（＝胃底腺）のみからなる限界線．
> - f線は発赤調粘膜と，萎縮粘膜が入り交じる範囲の限界線．
> - 中間帯はF線とf線の間の帯状の領域．

萎縮の程度の判定のコツとは？

■ C-3 と O-1，O-2 を的確に見分ける

　次は実際に胃のどの辺に腺境界（＝F線）があるのかを見極めていきます．判定のコツは「C-3 と O-1，O-2 を的確に見分けられるようになること」です．

　この3つの違いは①噴門に達し，その周囲にとどまって萎縮があるか，②胃角部から胃体下部大彎でひだが消失してきているか，です．

　つまり，内視鏡観察で
　・胃体下部大彎の見下ろし像
　・噴門部周囲の見上げ像

の写真があれば，C-3 と O-1，2 は区別できます（図4）．

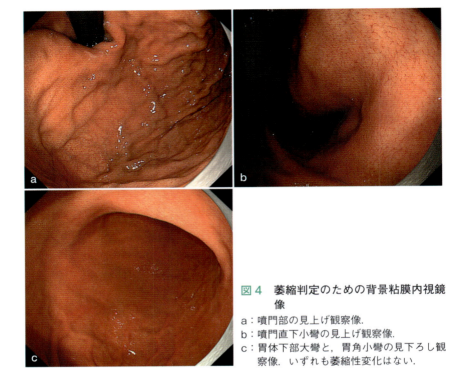

図4 萎縮判定のための背景粘膜内視鏡像
a：噴門部の見上げ観察像．
b：噴門直下小彎の見上げ観察像．
c：胃体下部大彎と，胃角小彎の見下ろし観察像．いずれも萎縮性変化はない．

研究会などでよく図4のような写真が「背景粘膜です」と提示されます．それはこれらがあれば，木村・竹本分類がいえるから，なのです．

なお，C-3, O-1, O-2 以外の理解は簡単です．

O-3 はほぼ全部ひだがない状態なので，判定は容易です．

O-2 は定義では「O-1 と O-3 の間」で，大彎ひだが減りはじめる段階ですから，O-1 が判定できれば自然に分かります．というわけで，O-1 だ，とすぐに判定できるようになればよいわけです．「腺萎縮境界が噴門に達している」のが O-1 です．

> **モテPoint!** C-3 と O-1, O-2 を見分けるには
> ● 胃体下部大彎の見下ろし観察，噴門部周囲の見上げ観察で，「胃角部から胃体下部大彎のひだの消失があるのか」と「噴門に達し，その周囲にとどまって萎縮があるのか」を見る．

■ C-1,C-2,C-3 を的確に見分ける

　そして，胃体部小彎の RAC(regular arrangement of collecting venues)の有無は比較的確認しやすいことが多く，腺萎縮境界が胃角部から胃体部の C-2，胃体上部にある C-3 の判定は容易です．ただ，C-1 のみ，扱いは少し異なります．

　C-1(胃前庭部萎縮)までは *H. pylori* 未感染の範疇とされ，C-1 を通常内視鏡で判定するのは極めて難しく，インジゴカルミン撒布などの色素内視鏡で判定すべきとされています[3]．なおインジゴカルミン撒布での胃粘膜萎縮の判定の実際は文献 4),5) を参照されるとよいでしょう(図 5, 6, 7)[4)5)]．

　実際，C-1 を疑う場合に診断の補助としてインジゴカルミン撒布をしたとしても，*H. pylori* 未感染粘膜のインジゴカルミン撒布像をそもそもあまり目にする機会がないため，判断に悩むことでしょう．実際インジゴカルミン撒布・判定する前には，ぜひ先述の文献 4),5) のご一読をお勧めします(図 8)．

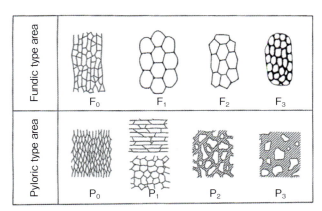

図 5　胃底腺粘膜小区，幽門腺粘膜小区の萎縮の程度のシェーマ
〔武知桂史，他．胃粘膜小区の内視鏡像に関する研究―とくに幽門腺領域粘膜を中心に―．Gastroenterological Endosc 27：1580-1585, 1985 より転載〕

胃体部の萎縮判定

F0　ひび割れ状　　　　F1　多角形・緊満　　　F2　多角形・平坦　　　F3　小型・平坦
　　"生き生きしている"

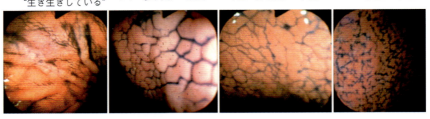

図6　胃底腺粘膜小区の萎縮判定のインジゴカルミン撒布像
〔武知桂史，他．胃底腺粘膜小区に関する内視鏡的検討—とくに慢性胃炎との関連において—．Gastroenterol Endosc 26：194-200, 1984 より転載〕

前庭部の萎縮判定

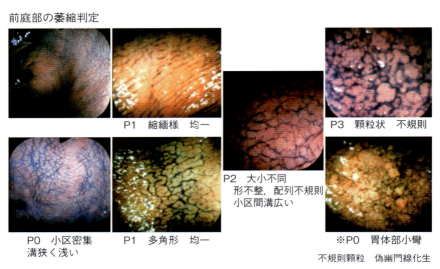

P1　縮緬様　均一　　　　　　　　　　　　　　　　P3　顆粒状　不規則

P2　大小不同
　　形不整，配列不規則
　　小区間溝広い

P0　小区密集　　　P1　多角形　均一　　　　　　　　　※P0　胃体部小彎
　　溝狭く浅い　　　　　　　　　　　　　　　　　　　　　不規則顆粒　偽幽門線化生

図7　幽門腺粘膜小区の萎縮判定のインジゴカルミン撒布像
〔武知桂史，他．胃粘膜小区の内視鏡像に関する研究—とくに幽門腺領域粘膜を中心に—．Gastroenterol Endosc 27：1580-1585, 1985 より転載〕

H. pylori 感染状態の判定をできるようになろう！

　木村・竹本分類に準じて萎縮性胃炎の範囲が分かるようになったら，次に本題の現在 H. pylori はいるのかどうか？を判定できるようになり

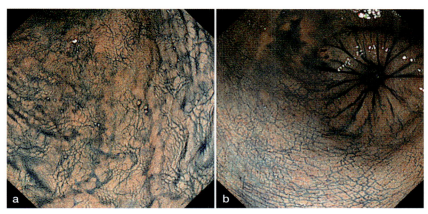

図8　萎縮のない粘膜のインジゴカルミン撒布像
a：胃体部．H. pylori 感染のない粘膜でF0に相当する．
b：幽門部．H. pylori 感染のない粘膜でP0に相当する．

ましょう．

　さて，皆さんは木村・竹本分類の判定と H. pylori 感染があるかどうか，ごちゃ混ぜになっていませんか？　これらは分けて考えることが大切です．

　H. pylori 感染によって胃に起こる変化の1つが萎縮性胃炎であり，その萎縮性変化の胃の中における拡がりを見たものが木村・竹本分類です．そして，現在，H. pylori が感染しているかは実は別問題だったりします．例えば木村・竹本分類C-2と判定されても，そのC-2は H. pylori 現感染もあれば，H. pylori 既感染もあるわけです（未感染はないと思われますが）．

　ここからは現感染なのか，未感染（一度も感染したことがない）なのか，既感染（感染したけど消えていった後）なのかを見分けられるよう，各種所見を理解していきましょう．

　この胃炎のさまざまな所見を用語としてまとめたのが，「胃炎の京都分類」です．京都分類の所見一覧表を一部改変した表1[6)7)]が大変重要な表になります．

　そして，胃炎の所見を H. pylori の感染状態・時系列で分けたものが

表1 胃炎の京都分類（通常内視鏡による背景粘膜診断）

局在	内視鏡所見名	英語表記	感染	未感染	除菌後
胃粘膜全体	萎縮	atrophy	○	×	○〜×
	びまん性発赤	diffuse redness	○	×	×
	腺窩上皮過形成ポリープ	foveolar-hyperplastic polyp	○	×	△〜×
	地図状発赤	map-like redness	×	×	○
	黄色腫	xanthoma	○	×	○
	ヘマチン	hematin	△	○	○
	稜線状発赤	red streak	△	○	○
	腸上皮化生	intestinal metaplasia	○	×	○〜△
	粘膜腫脹	mucosal swelling	○	×	×
	斑状発赤	patchy redness	○	○	○
	陥凹型びらん	depressive erosion	○	○	○
胃体部	皺襞腫大, 蛇行	enlarged fold, tortuous fold	○	×	×
	白濁粘液	sticky mucus	○	×	×
胃体部〜穹窿部	胃底腺ポリープ	fundic gland polyp	×〜△	○	○
	点状発赤	spotty redness	○	×	△〜×
	多発性白色扁平隆起	multiple white and flat elevated lesions	△	○	○
胃体下部小彎〜胃角	RAC	regular arrangement of collecting venules	×	○	×〜△
胃前庭部	鳥肌	nodularity	○	×	△〜×
	隆起型びらん	raised erosion	△	○	○

○：観察されることが多い，×：観察されない，△：観察されることがある
多くの所見があるが，青文字で表記した所見が H. pylori 感染状態の鑑別において特に重要である．
〔鎌田智有．胃炎の内視鏡所見—総論．春間賢（監），加藤元嗣，他（編）．胃炎の京都分類．日本メディカルセンター，p.26, 2014 より一部改変して転載〕

図9[8]）で大変よくまとまっております．

さらに胃 X 線での H. pylori 感染判定のポイント[6]も合わせ，内視鏡観察に応用できる所見は応用していくことにしましょう（表2）[6)7),9)〜12)]．

適宜図9，表1, 2を何度も見返しながら，読み進めてください．

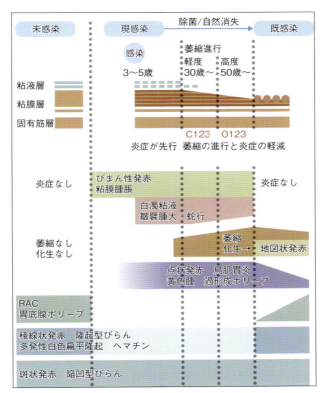

図9 胃炎の京都分類の全19所見の経時的変化

〔青山伸郎,繁田さとみ.胃炎の内視鏡診断.三木一正(編).胃炎をどうする? 血清ABC検診で 内視鏡で X 線で―検診から対策まで―.日本医事新報社,p49,2015 より転載〕

表2 胃X線検査における背景粘膜診断

		襞の形			
		正常型	中間型	異常型 太い>4 mm	消失型
粘膜表面像	平滑型	未感染疑い	既感染疑い	現感染疑い	既感染疑い
	中間型				
	粗造型	現感染疑い		現感染	現感染疑い

H. pylori 陰性 ➡ 襞が細く,長く,蛇行がない.
　　　　　　➡ 平滑で胃小区が認められない.

〔中島滋美,伊藤高広.背景胃粘膜 X 線診断の基礎編―背景胃粘膜診断の手引き.深尾彰(監),関西消化管造影懇話会(編).胃 X 線検査による H. pylori 感染診断アトラス,2版.関西消化管造影懇話会,p.18,2014 より一部改変して転載〕

■ **未感染例**(図10〜12)

まずは *H. pylori* 未感染の所見から見ていきましょう．

未感染例では胃全体にRACが観察されます．RACの判定は胃体下部または胃角部で行うことが推奨されていますが，胃全体にRAC像が見られる場合をRAC陽性と扱い，未感染胃の所見とします(図10)[13]．

胃粘液の粘稠度は低く，ひだはまっすぐで6つのS(Straight, Slim, Smooth, Small, Slow, Soft)の所見を呈するとされます[9]．なおひだの

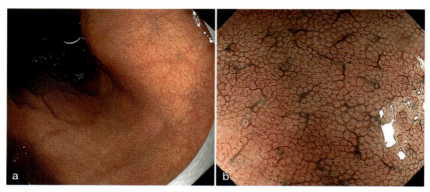

図10 *H. pylori* 未感染例(胃体部小彎)のRAC
a：白色光観察像．RACが観察される．
b：RACの拡大観察像．

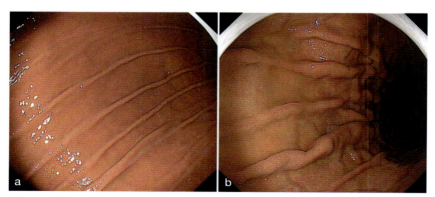

図11 胃のひだ(胃体上部大彎)での *H. pylori* 感染判定
a：未感染胃の白色光観察像．6つのSを満たしている．
b：現感染胃の白色光観察像．屈曲・蛇行し，ひだの腫大を認める．

「slim」は発泡剤5g下（胃内空気量が500 mL程度：中等度伸展下）で3.5 mm以下を指します〔なお4 mm以上が異常と扱います（図11）〕.

ひだの太さの測定に悩んだら，鉗子孔から勢いをつけてまく水の水柱の太さはその内視鏡の鉗子孔の大きさとほぼ一緒（オリンパス社のGIF-H290ZやGIF-H260Zは鉗子口径が2.8 mmのため，約2.8 mmの水柱になります）なので覚えておきましょう．X線所見においては未感染例の二重造影で確認される胃粘膜表面像はビロード・シルク状とされ，平滑です．内視鏡的にはインジゴカルミン撒布後の図8のような所見を呈します[4,5]．さらに未感染例では稜線状発赤やヘマチン付着，胃底腺ポリープなどの所見が時に認められます（図12）．

なお，RACは「集合細静脈が規則的に配列している像」のことを指し，

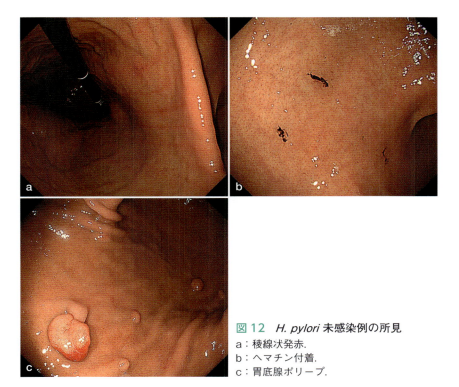

図12 *H. pylori* 未感染例の所見
a：稜線状発赤.
b：ヘマチン付着.
c：胃底腺ポリープ.

血管 1 本ずつ,それぞれの所見ではありません.そして規則正しくない配置の RAC＝ニセ RAC にはだまされないようにしなくてはなりません.RAC はあくまで血管が規則正しい間隔(400 μm 間隔)で存在している所見です.また,既感染(除菌後)でも,現感染であっても,部分的に RAC 像は見られることがありますので,注意を要します.

■ 現感染例(図 13〜15)

次に H. pylori 現感染の所見をみていきましょう.

胃粘膜には点状発赤やびまん性発赤が認められます.RAC は萎縮性変化が存在する領域で不整化・消失します.先に述べた胃ひだの「6 S」はなくなり,皺襞の異常〔腫大(>4 mm)・蛇行・消失〕を呈し,粘膜は腫脹し,粘稠な白濁粘液付着を認めます(図 13).また,X 線所見では

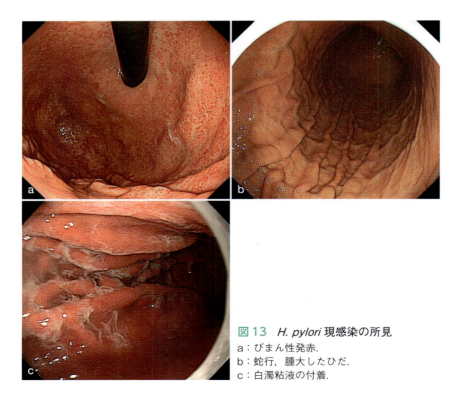

図 13　H. pylori 現感染の所見
a：びまん性発赤.
b：蛇行,腫大したひだ.
c：白濁粘液の付着.

胃粘膜表面像がフリース状を呈し，粗造になります（図6のF2, 3，図7のP2, 3相当）．

腸上皮化生や過形成性ポリープ，黄色腫などが認められることもあります（図14）．

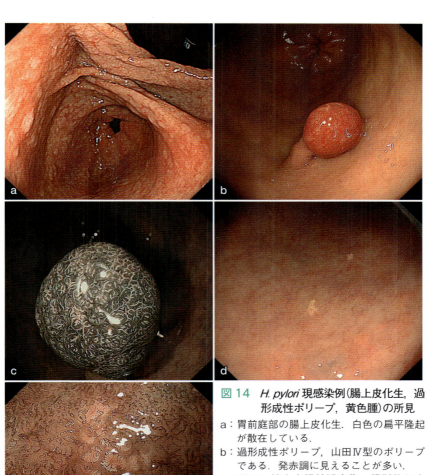

図14 *H. pylori* 現感染例（腸上皮化生，過形成性ポリープ，黄色腫）の所見

a：胃前庭部の腸上皮化生．白色の扁平隆起が散在している．
b：過形成性ポリープ．山田Ⅳ型のポリープである．発赤調に見えることが多い．
c：同NBI拡大内視鏡観察像．規則的な大型化した腺管を認める．
d：黄色腫．黄色調で扁平な隆起である．
e：同NBI拡大内視鏡観察像．境界明瞭で白色調に認識され，窩間部が拡がって見える．小型のループ状血管が認められる．微細顆粒状に見えることもある．

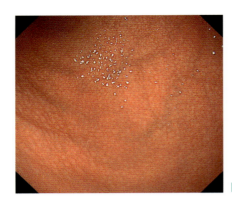

図 15　鳥肌胃炎

　また，鳥肌胃炎(図 15)も *H. pylori* 感染陽性の所見で，特に未分化型癌の発生リスクであるため，注意を要します[14]．

■ 既感染例(図 16)

　H. pylori 既感染＝除菌後の所見を最後に見ていきましょう．

　現感染との区別が特に難しいうえに，さまざまな程度に未感染の所見も混じってくるため判定が厳しいのですが，未感染例との区別は可能です．やっかいなのは現感染と既感染の区別です．

　既感染に一番関連していると思われる所見は地図状発赤(map like redness)とされています[15]．これと同様の現象を色調逆転現象[16]ともいいます．除菌治療により発赤が消失して白色調になった胃底腺粘膜と比較して，腸上皮化生が相対的に発赤調に見えるのが地図状発赤であると考えられています[17]．

　既感染例は，未感染の所見である RAC や胃底腺ポリープ，ヘマチン付着や稜線状発赤や，隆起型びらんなども認められ，かつ現感染の所見も呈します．よって，図 9，表 1，2 を適宜参照しつつ見ていっても，*H. pylori* 既感染と現感染を内視鏡所見のみで区別することは実際困難なことはしばしば経験されます(表 2 でも既感染「疑い」となっています)．

　そして，除菌成立後は，胃体部ひだの肥厚・蛇行や，びまん性発赤，

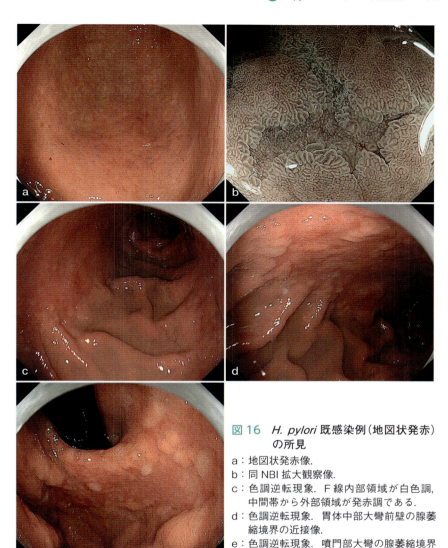

図16 *H. pylori* 既感染例(地図状発赤)の所見
a：地図状発赤像.
b：同 NBI 拡大観察像.
c：色調逆転現象. F 線内部領域が白色調,中間帯から外部領域が発赤調である.
d：色調逆転現象. 胃体中部大彎前壁の腺萎縮境界の近接像.
e：色調逆転現象. 噴門部大彎の腺萎縮境界の近接像.

白濁粘液は短期で改善し[18],現感染のこれらの所見が「弱い」ことも既感染を疑う根拠になります.

既感染疑いと診断した場合は必ず *H. pylori* 感染状態を各種 modality で確認するように心がけましょう．

　なお，除菌治療が行われ，*H. pylori* 現感染から既感染になった後も萎縮性変化と腸上皮化生，黄色腫は残存し続けます．よって厳密な意味でこれらの所見は現感染と既感染を区別する所見ではありません（図9を参照してください）．そして過形成性ポリープは除菌することで，80％の症例において成功後3〜15か月（平均7.1か月）で消失する[19]とされていますが，逆に既感染例で消えずに残存することもありますのでこれも注意するポイントです．

　まとめましょう．

　未感染，現感染の判定は比較的容易ですが，診断上，問題になるのは「既感染」です．問診をしっかり取り，丁寧な内視鏡観察で，地図状発赤・色調逆転現象がないか見ていき，判断に悩む場合は，*H. pylori* の感染状態を各種検査できちんと評価するのが重要です．

　そして，RAC陽性，ヘマチン付着，胃底腺ポリープ，萎縮性変化，地図状発赤が *H. pylori* の感染状態を予測する有用な指標である[20]とされていることを覚えておきましょう．

　あとは表1，図9を参考にしながら，1例1例を丁寧に見ていくことが重要と考えます．

> **Point! *H. pylori* 感染状態判定のポイント**
> - 未感染と現感染の判定は可能．
> - 既感染は難しい．地図状発赤・色調逆転現象を参考にすること（悩んだら各種検査できちんと評価すること）．

■ 文献
1) 鎌田智有，井上和彦．木村・竹本分類．胃と腸 47：852, 2012
2) 八尾恒良（監）．胃と腸用語集．医学書院，p90, 2002
3) 榊信廣，加藤裕昭，荒川丈夫，他．腺領域の内視鏡診断と *Helicobacter pylori*．胃と腸 32：1571-1580, 1997

4) 武知桂史, 宮川晴雄, 奥田順一, 他. 胃粘膜小区の内視鏡像に関する研究―とくに幽門腺領域粘膜を中心に―. Gastroenterological Endosc 27：1580-1585, 1985
5) 武知桂史, 宮川晴雄, 尾崎正行, 他. 胃底腺粘膜小区に関する内視鏡的検討―とくに慢性胃炎との関連において―. Gastroenterological Endosc 26：194-200, 1984
6) 榊信廣(編). ピロリ除菌治療パーフェクトガイド. 日本医事新報社, p43, 2015
7) 鎌田智有. 胃炎の内視鏡所見―総論. 春間賢(監), 加藤元嗣, 他(編). 胃炎の京都分類. 日本メディカルセンター, p.26, 2014
8) 青山伸郎, 繁田さとみ. 胃炎の内視鏡診断. 三木一正(編). 胃炎をどうする？血清ABC検診で 内視鏡でX線で―検診から対策まで―. 日本医事新報社, p49, 2015
9) 中島滋美, 伊藤高広. 背景胃粘膜X線診断の基礎編―背景胃粘膜診断の手引き. 中島滋美, 伊藤高広, 九嶋亮治, 他(著), 深尾彰(監). 関西消化管造影懇話会(編). 胃X線検査による H. pylori 感染診断アトラス, 2版. 関西消化管造影懇話会, 2014
10) NPO法人日本胃がん予知・診断・治療研究機構(編). 胃がんリスク検診(ABC検診)マニュアル―胃がん撲滅のための手引き―. 南山堂, 2009
11) NPO法人日本胃がん予知・診断・治療研究機構(編). 胃がんリスク検診(ABC検診)マニュアル 改訂第2版. 南山堂, 2014
12) 一瀬雅夫, 岡政志, 斎藤博(編). 胃癌リスクファクターとリスク診断. 日本メディカルセンター, 2014
13) 八木一芳. RAC(regular arrangement of collecting venules). 胃と腸 47：692, 2012
14) Kamada T, Haruma K, Sugiu K, et al. Case of early gastric cancer with nodular gastritis. Dig Endosc 16：39-43, 2004
15) Nagata N, Shimbo T, Akiyama J, et al. Predictability of Gastric Intestinal Metaplasia by Mottled Patchy Erythema Seen on Endoscopy. Gastroenterology Research 4：203-9, 2011
16) 名和田義高, 八木一芳, 田中恵, 他. 慢性胃炎の拡大内視鏡診断― OLGA・OLGIM分類に基づいた胃癌リスクを含めて. 胃と腸 51：52-63, 2016
17) 八木一芳, 味岡洋一. H. pylori 除菌後発見胃癌の内視鏡診断. 医学書院, p4-22, 2016
18) Kato M, Terao S, Adachi K et al. Changes in endoscopic findings of gastritis after cure of H. pylori infection：multicenter prospective trial. Dig Endosc 25：264-73, 2013
19) Ohkusa T, Takashimizu I, Fujiki K, et al. Disappearance of hyperplastic polyps in the stomach after eradication of Helicobacter pylori. A randomized, clinical trial. Ann Intern Med 129：712-5, 1998
20) Watanabe K, Nagata N, Nakashima R, et al. Predictive findings for *Helicobacter pylori* -uninfected, -infected and -eradicated gastric mucosa：Validation study. World J Gastroenterol 19：4374-4379, 2013

Ⅲ 胃

❷ 早期胃癌

分化型？未分化型？
まずそこを見極めよう！

　分化度の話をしましょう．病変の分化度を，通常・色素内視鏡，NBI拡大内視鏡いずれのフェイズにおいてもずっと頭のどこかで意識しながら読影できるようになると，抜群にカッコいいですね．

　皆さんは日頃，病変の範囲や深達度を $100\,\mu m$ オーダーで読み切ろうとなさっていると思いますが，頭のなかにさらに一回り小さなルーラーを用意しましょう．$10\,\mu m$ のオーダーで病変を読み解き，腫瘍細胞が作り出す構造≒分化度に思いをはせる読影をしてみましょう．

　皆さんもご存じの通り，胃癌の分化度はざっくり2種類に分けられます．分化型（tub1, tub2, pap）と未分化型（主に sig, por）です．この両者を見極めることが，「病理組織像をイメージしながら内視鏡読影をする」ことの基礎であり，根幹であるといえます．分化型と未分化型を読み分ける訓練を積みながら，次第に「表層を置換するタイプの tub1 が主体」とか，「腺頸部進展を来す tub2 成分が混在している」とか，「印環細胞癌がこちらでは粘膜を削げさせており，あちらでは腺頸部に少量存在する」のように，1例ごとに顕微鏡像をまるまるイメージできるようになればしめたものです．

　分化型と未分化型の違いを理解するには，まず，「癌が細胞1個からスタートし，徐々に増えていくころのこと」，つまりは癌発生の最初期のころを想像するとよいでしょう．

分化型の発生

　まず，萎縮のない胃底腺粘膜はこのようなイメージです（図1）．

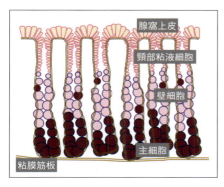

図1 萎縮のない胃底腺粘膜

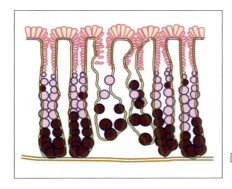

図2 炎症により少し破壊された胃底腺粘膜

　表層には防御を担当する腺窩上皮があります．粘膜筋板を「床」に例え，腺管を床の上に立つ人に例えると，腺窩上皮は頭の部分に相当します．首のあたりを腺頸部と呼びます．胴体から足にかけては壁細胞や主細胞などの，胃酸や粘液を作り出す機能性の細胞が存在します．これらがあたかも試験管の内部を埋めるかのように配列します．試験管の壁は「基底膜」と呼ばれ，細胞一つ一つの足場となっています．ここで，*H. pylori* の影響を受けて炎症が起こると図2のようになります．

　首から胴体，足にかけて細胞が破壊され，基底膜がぐらぐらと揺れてきます．さらに炎症が進むと，腺管はだらしなくゆがみ，機能性の細胞は失われ，胃型上皮のかわりに「小腸型の細胞」が腺管を作ります（図3）．腸上皮化生の完成です．

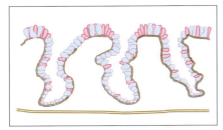

図3　腸上皮化生粘膜

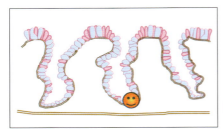

図4　癌が最初に出現する「増殖帯」（ニコチャンマーク）

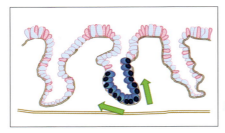

図5　癌細胞が基底膜に沿って進展するイメージ

　このように，胃底腺粘膜に炎症・破壊が加わり，腸上皮化生粘膜に向かうプロセスの途中で分化型癌が発生することが多いとされています．癌が最初に出現するのは「増殖帯」と呼ばれる細胞増殖の活発な場所です．

　ニコチャンマークが「増殖帯」に当たります（図4）．

　萎縮化生粘膜では粘膜の最深部に存在しています．増殖帯付近に発生した癌細胞が「分化型の性質」を有する場合，癌が増えるにしたがって，基底膜に沿った進展を示します（図5）．

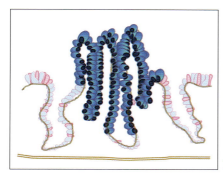

図6　分化型・隆起型癌の初期像

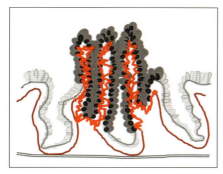

図7　図6に血管を配置したイメージ

　癌細胞が，元あった腺管の「フレーム」を活かして増えていきます．置換性増殖ともいいます．これにより，癌は背景の腺管と似たような構造を作ることになります．

　ただし，癌細胞は通常の細胞に比べると増殖速度が速く，「ここまでで増殖をやめよう」という増殖停止のシグナルも入りません．無尽蔵に増えようとします．「異常増殖」を来すと，背景の腺管のフレームだけでは収まりきれず，はみ出てしまいます（図6）．

　これが，「分化型・隆起」の形成機序です．さらに，この図に血管を置いてみます（図7）．

　分かりやすくするために腫瘍や粘膜はモノクロにしました．腫瘍のない部分では，血管はうね状の基底膜周囲にまとわりつくように存在して

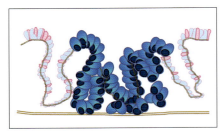

図8　分化型・陥凹型癌の初期像

います．腫瘍部分でも血管は基底に沿って存在しますが，非腫瘍部の血管に比べて口径が太く，血流も豊富になる傾向があり，「発赤」して見えてきます．

「発赤・隆起は分化型」という大原則は，このように説明できます．

なお，低異型度のtub1や腺腫のように，表層における腺密度が非常に高く，かつ血管の増生がさほど旺盛ではない場合には，血管があまり見えなくなるために「褪色・隆起」を形成することもあります．1 cmくらいの扁平な褪色隆起を見ると，内視鏡的にはあまり悪性度の高い病変を考えません．

同じ分化型でも，陥凹型の分化型病変だとどうでしょう．シェーマにすると図8のようになります．

癌が正常構造(基底膜)に沿って進展しているのは先ほどと同じです．しかし，癌腺管が上方にはみ出るのではなく，深部方向に向かって密度高く増殖しています．

ひと言で分化型腺癌といっても，時には上方にはみ出てIIa型病変となり，時には深部に向かってIIc型病変となる理由は厳密には分かっていません．傾向として，IIc型病変ではIIa型病変と比べ，腫瘍の作る腺管の形状がより不整で，粘膜固有層間質にしみ出すような(微小浸潤するかのような？)傾向がより目立ちます．

陥凹型の分化型癌にも血管を置いてみましょう(図9)．

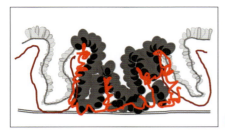

図9　図8に血管を配置したイメージ

　不整な腺管の周囲に血管が配置します．最表層付近まで血管が及んでいることに着目しましょう．「発赤・陥凹」で分化型癌をまず考えるというのは，「拡張血管による，粘膜表面への豊富な供血」が分化型でより生じやすいからです．

　内視鏡の読影をするコツの1つが，この「腫瘍腺管と血管が一緒に増殖・増生するイメージ」を持つことだと考えています．癌性の局面・境界があり，それが「発赤」を来しているときは，「血管が腺管とともに旺盛に増えているのだな」とイメージすればよいのです．血管が腺管とともに増生できるのは，主に分化型のときです．色調はかなり重要な情報を与えてくれます．

　色調以外の所見もまとめておきましょう．分化型病変を病理組織像を用いて解釈し，内視鏡所見につなげてみます（図10）．

　腫瘍腺管が基底膜を置換して増殖しています．辺縁では非腫瘍粘膜の上に乗り上げるようなIIa型としての像を，内部では粘膜の全層に腫瘍が及んでいるために辺縁よりも相対的に低くなっている（相対IIc型の）像を示しています．
　元あった腺管の基底膜を置換して増殖する分化型癌は，非腫瘍粘膜の構造をある程度模倣します．このため，胃粘膜が本来持っている「アレア間溝」もある程度再現されます．図10では，病変内に細かい切り込みが多数入っています．切り込みと切り込みの間が顆粒状の隆起を形成

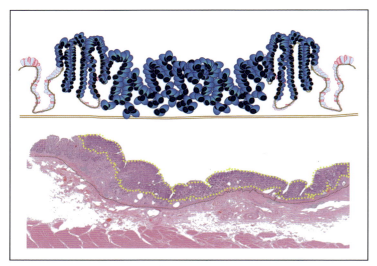

図10　分化型病変のイメージと病理組織像の対比

しています．通常内視鏡・色素内視鏡的に，分化型癌の病変内に「不整なアレア様の模様」が見えてくるのはこのためです．

　なお，病理の「2次元切片」では理解するのがちょっと難しいのですが，陥凹型の分化型病変に見られる「しみ出し所見」についても簡単に説明しておきます．

　「しみ出し」は，基底膜に沿って進展する癌が非腫瘍性の上皮と衝突し，押し合いへし合いすることで腫瘍の先進部が凹凸不整となる像，すなわち「腫瘍と非腫瘍の境界部の不整」を表す言葉の1つです．ただし，しみ出しのメカニズムは結構複雑で，「もともとアレア間溝があった場所に沿ってしみ出していることが多い」といった機序未解明の現象も観察されています．なぜ分化型癌の境界部がしみ出し状になるのかについては，教科書でもきちんと説明されていないことが多いです．

　筆者は，内視鏡初学者〜中級者にしみ出しを病理学的に説明する際には，しみ出しを直接説明するのではなく，後述する未分化型の「断崖状の陥凹辺縁」を先に説明するようにしています．必ずしも正確ではありませんが，「凹凸不整な陥凹辺縁が断崖状でない場合をしみ出しとする」，

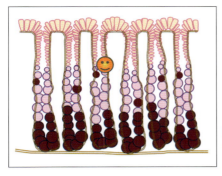

図 11　未分化型癌の出現
萎縮が進んでいない胃底腺粘膜「増殖帯」は，腺頸部(ニコチャンマーク)に存在している．

という考え方のほうが，最初は理解しやすいかもしれません．

未分化型の発生

　では次に未分化型癌の初期発生を見てみましょう．なお，分化型癌が進展とともに未分化型へと変化することも多く経験されます(「未分化化」などと呼ばれることもあります)が，本項では話を簡単にするために「最初から未分化型」のケースを想定します．

　未分化型の発生を想定する際には「萎縮のあまり進んでいない胃底腺粘膜」をスタート地点にします．増殖帯は，腺頸部に存在します(ニコチャンマークの位置)(図11)．粘膜表層にある防御用の腺窩上皮と，粘膜中層〜深部にある機能用の胃固有腺を作り分けるべく，増殖帯は粘膜の中層付近に存在しています．癌はこの辺りに出現します(図12，赤丸部)．

　この癌が，腺管を置換して進展するならば先ほどと同様に分化型癌としての形態を示すことになるのですが，時にこのような進展を示す場合があります(図13)．

　分かりますか？　癌細胞が，いきなり「基底膜を破って」，間質に浸潤

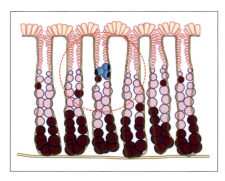

図12　未分化型癌の出現（続き）

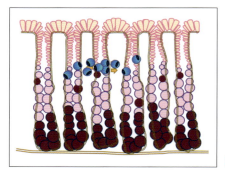

図13　未分化型癌の進展様式（初期）

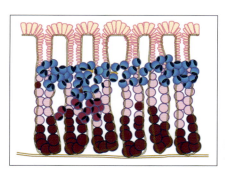

図14　未分化型癌の進展様式（続き）
背景腺管の構造を無視して浸潤している．

しています（図14）．背景腺管の構造を全く無視して浸潤していますね．発生のごく初期段階から既存の構造を無視して浸潤する癌．その後，どうなるでしょうか．

　試験管のように並ぶ既存の胃粘膜の「スキマ」にしみ込むように癌が水

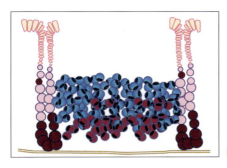

図15　未分化型癌の進展様式（断崖形成）

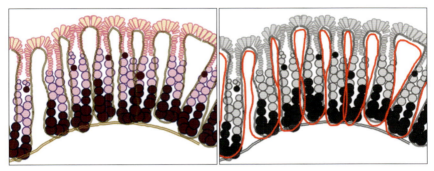

図16　萎縮があまりない胃底腺粘膜と血管配置図

平進展しています．これが，未分化型癌の初期，あるいは辺縁部に見られることがある「腺頸部Ⅱb進展」の状態です．

癌の量がさらに増えていくとどうなるでしょう．

癌が増えるにつれ，癌細胞はスキマを進展するだけにはとどまらず，背景の試験管（腺管）を「ガッシャーン」と壊してしまうようになります（図15）．こうなると，図15のように非腫瘍粘膜との間に「断崖」が形成されます．

通常内視鏡観察，色素内視鏡観察で，未分化型癌が「断崖状の陥凹を形成し，内部にアレア様の模様が見られない病変」として観察されるのは，以上の進展形式によって説明できます．

さらに色調についても考えてみましょう．少し複雑なシェーマですが，先ほどと同じプロセスですのでじっくりご覧ください．

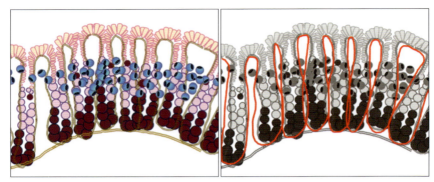

図17　未分化型癌がまだあまり背景粘膜を破壊していないときの血管配置図

　まず，背景粘膜．これに血管を置いてみます（図16）．
　萎縮があまりない胃底腺粘膜には，血管が「基底膜に寄り添うように」配置しています．本当は，血管はこんなにストレートではなく，腺管周囲を「網タイツ」のように取り巻く構造を呈していますが，話を単純化するために少し省略して作成しています．
　ここに未分化型癌が発生します（図17）．初期には，癌細胞は腺頸部を這うのみでしたね．

　癌細胞が加わりましたが，まだ癌の量が少なく腺頸部付近に限局して存在しているため，背景の腺管構造も，血管の配置もほとんど変わっていません（図16と比べてみましょう）．これを内視鏡的に粘膜表面から観察すると，腺管の構造にほとんど変化がなく，血管の様子にも変化がなく，癌細胞も表面まで露出していない（透見できる距離にない）ため，癌としての変化をほとんど観察することができません．1 mmとか2 mmの未分化型癌は見極めるのが極めて難しいのです．

　癌の量を少しだけ増やします．すると……（図18）．
　背景の非腫瘍腺管が少し「よれて」きたのが分かりますか？　腺開口部の位置も少し低くなりました．緑色の点線はもともと粘膜の最表層部があった位置です．腫瘍は腺頸部にとどまらず，粘膜の全層にじわじわと

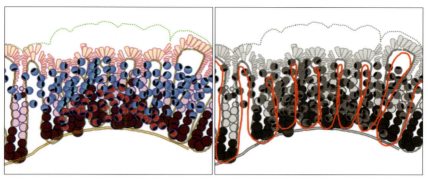

図18 背景の非腫瘍腺管が少し「よれて」きたときの血管配置図

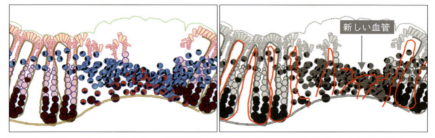

図19 腺管が完全に壊され,「断崖状の境界」を作っているときの血管配置図

浸潤しています.特に,粘膜の表層部付近では,血管ループの近くまで腫瘍が達しています(図17と比べ,血管と癌細胞の位置関係がどのように変化しているかを見てみましょう).

癌細胞が表面付近までやってきて,血管が腫瘍によりだんだん隠されてきている状態.この段階で病変を内視鏡観察すると,やや「褪色」がかった,しかしまだ断崖状の陥凹の形成には至っていない「褪色した小さなIIc型病変」として観察されます.

さらに癌の量が増えるとどうなるでしょうか.

癌の量が最も多くなった場所では,背景の試験管のような腺管が完全に壊され,周囲の胃粘膜との間で「断崖状の境界」を作っています(図19).

その横には，背景腺管がほろほろになりながらも残っているところや，背景腺管が保たれており癌細胞が腺頸部にしか存在しないところが混在していることにも注意してください（癌の量によって，異なる肉眼像が混在するということです）．

あらためて血管に注目しましょう．背景腺管が残っているところでは血管が粘膜表層まで達しています．しかし，背景腺管の丈が低くなり，やがて完全に破壊されると，「行って戻る血管」が保持できなくなります．先ほど，「血管は腺管の周りを網タイツのように取り巻く」と書きましたが，脚がなく網タイツだけだと形状を保てないのです．

癌細胞が背景腺管を破壊した場所においては，うねりながら腫瘍の中を貫くような「新しい血管」が出現しています．これが未分化型癌に見られる「ループを作らない血管」「断片化した血管」「口径不同で既存の構造を無視して進む血管」に相当します．

通常内視鏡観察では，表層まで行って戻る血管が未分化型癌によって覆い隠されるとともに，色調が褪色調に変化します．背景腺管がガッシャーンと壊れると，表面からは腫瘍細胞そのものの色がメインに透見されるようになり，褪色調がよりはっきりします．NBI拡大観察することで，褪色局面の内部には wavy micro-vessels や corkscrew pattern を形成する血管などがみられるようになります．

分化度を読むことは，「病理組織像をイメージしながら読影する」ことの第一歩です．最後に本項のモテ point！（まとめ）です．

モテ Point！ 分化型癌と未分化型癌の病理組織像をイメージしよう

- 分化型癌は腺管構造を作りながら増える傾向がある．
- 未分化型癌は腺管構造を無視して増える傾向がある．
- 分化型癌の模様は，背景の腺管をある程度模倣することで「不整アレア様」となる．
- 未分化型の表面構造は，癌が背景腺管を全く無視して粘膜内に満ちた結果，背景腺管による支えを失い，胃酸や物理刺激によって「削げる」．
- 未分化型の断崖状陥凹は，背景の腺管構造が破壊されることによって生じる．

- 断崖状陥凹がはっきりしない場合には，なんらかの理由で背景腺管の形が保たれている状態を考える（分化型かもしれないし，未分化型の癌量が少ないからなのかもしれない）．
- 色調が白いときは，腺管が破壊され，（癌などの）細胞が詰まっているから白いのかな？と考える．
- 色調が赤いときは，腺管と共に表層に上がってくる血管が保持されており，強調された状態なのかな？と考える．

※本項のシェーマはすべて「gastropedia ヤンデル先生の白熱対比—臨床画像診断に役立つ病理(https://gastro.igaku-shoin.co.jp/article/category/dr_yandel)より転載しています．

しょーもない プチモテ Point！

都市伝説！信じるか信じないかはあなた次第！ パート1

　患者に鎮静薬を静脈投与して，いざ内視鏡開始というときに患者に吃逆（しゃっくり）が始まってしまうことってありませんか？　拡大観察をしたい場合や内視鏡治療の場合には結構困ることがありますよねー？
　こういうときに，吃逆を一瞬で止めることができたら，周りのスタッフにちょっとだけモテそうな気がしませんか？
　ここで必殺仕事人的に吃逆を止める方法をお教えします．
　図をご参照ください．手のこの部分には「合谷（ごうこく）」という「ツボ」が存在しています．

　西洋医学が発達したこの時代に「ツボ」？？？かい，と突っ込まれるかもしれませんが，これが意外と効くんですよねー．
　筆者はこれでスタッフに13回くらいモテたことがありますよ(笑)．
　信じるか信じないかはあなた次第！

人差し指と親指の骨が交差するくぼみの部分．
人差し指側の骨の内側あたり

図　合谷（ごうこく）の「ツボ」

（野中康一）

Ⅲ 胃

❸ 早期胃癌(分化型)

赤色が強いと深達度は深いの？
分かりやすく教えてよ！

　早期胃癌の組織型分類は，大きく分化型癌・未分化型癌の2分類に分けられています．そしてそれぞれの型別でX線・内視鏡所見の特徴が検討されてきました．組織型と，肉眼型が密接にリンクすることはWebサイト「gastropedia」の「第2回：胃癌の三角・F線」(https://gastro.igaku-shoin.co.jp/article/show/tgcdc24_chapter2)で，詳細に解説しているため，ここでは割愛します．そちらをご参照ください．

　簡潔に書くと，分化型癌の肉眼型は，隆起型・陥凹型とも取り得て，未分化型癌は，ほとんどが陥凹型となります．すなわち分化型癌は，0-Ⅰ型，0-Ⅱa型，0-Ⅱb型，0-Ⅱc型，そして0-Ⅲ型とも取り得ます．

　この項では，各肉眼型別の分化型癌の深達度診断について述べていきます．まずはじめに，あっさりと解説が終わる0-Ⅱb型，そして0-Ⅲ型について触れておきましょう．

平坦型：0-Ⅱb型(図1)

　平坦型の0-Ⅱb型は，周囲と凹凸のない癌です．色調は発赤，褪色，周囲と同色調とさまざまです．組織型は，筆者らが以前検討した際は分化型癌がその80%を占め，未分化型癌が20%弱でした[1]．深達度診断で問題となることは極めて少なく，そのほとんどがM癌であることが知られています．

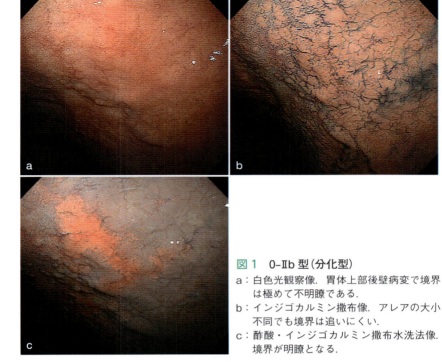

図1 0-IIb型（分化型）
a：白色光観察像．胃体上部後壁病変で境界は極めて不明瞭である．
b：インジゴカルミン撒布像．アレアの大小不同でも境界は追いにくい．
c：酢酸・インジゴカルミン撒布水洗法像．境界が明瞭となる．

> **モテ Point! 0-IIb型の特徴**
> - 0-IIb型は，分化型が約80％，未分化型が約20％．
> - ほとんどがM癌．

陥凹型：0-III型（図2）

　0-III型（0-IIc＋III型，0-III＋IIc型を含む）は，悪性サイクルにより0-III＋IIc型→0-IIc＋III型を経てUL（＋）0-IIc型になります．消化性潰瘍部分（III）が小さい0-IIc＋III型はUL（＋）0-IIc型に準じて質的診断・深達度診断は可能となりますが，III部分が多い0-III型，0-III＋IIc型では潰瘍に伴う浮腫と癌浸潤による粘膜下腫瘍様隆起の鑑別が困難であり，深達

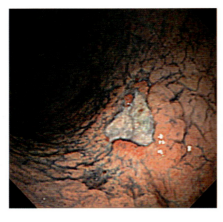

図2 0-Ⅲ+Ⅱc 型のインジゴカルミン撒布像

胃角部小彎の病変である．陥凹面に白苔が付着し，1時方向に断崖状の境界を呈する陥凹面が拡がっている．本例は tub2＞por2, sig, pT1a(M)，UL-Ⅱ深部の癌であった．

度診断は難しいためとされています[2]．

> **モテPoint!** 0-Ⅲ型の特徴
> ● Ⅲ部分(潰瘍)があるうちは深達度診断は困難
>   (浮腫か，癌浸潤による隆起かは区別困難)．

隆起型：0-Ⅰ型(図3, 4)

　胃癌取扱い規約第14版[3]の肉眼型分類では，0-Ⅰ型(隆起型)は明らかな腫瘍状の隆起と定義されています．一般的には隆起の高さが2～3 mm までのものを0-Ⅱa 型とし，それを超えるものを0-Ⅰ型としますが，高さを悩んだときは生検鉗子と比べたり，鉗子口からの水を出して，その水柱の太さと比較したりするとよいでしょう〔「Ⅰ-❷ 腫瘍サイズの推定」(4頁)参照〕．

　組織型は大部分が分化型(pap，tub1～2)で，0-Ⅱa 型と比べると pap が多い傾向があります[4]．

　0-Ⅰ型の深達度診断における重要なポイントは「病変の大きさ」であり，20 mm 以下の0-Ⅰ型癌の深達度は92％が M 癌と報告されています[5]．よって，「20 mm 以下で小さいから深達度は M 癌だ！」という診断でほとんど正解します．深達度が M～SM1 の場合，病変の表面は発赤調の

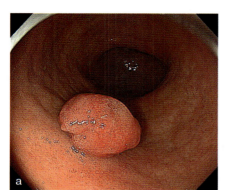
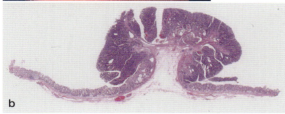

図3　0-I型
a：白色光観察像．胃前庭部前壁大彎寄りの病変で大きさは19 mmであった．
b：病理組織像(ルーペ像)．組織型はtub1, 深達度はpT1a(M)であった．

ことが多く，顆粒状から粗大顆粒状の表面構造を呈し，淡い白苔の付着，出血などを伴い，表面構造は不整となります[6]．

しかし，30 mm以上ではSM癌や進行癌の可能性が高くなります．深達度がSM2の場合は表面の発赤，びらんが強く，結節状の凹凸不整，深い陥凹，潰瘍形成が見られ，周囲からのひだの引き込み，病変周囲粘膜ひだの肥厚を認める，とされています．また基部が健常粘膜で覆われ，粘膜下腫瘍様の立ち上がりを呈するものはSM深部浸潤が強く疑われます[6]．空気少量時に病変部の基部全体が持ち上がってくるような壁硬化像を認める場合には進行胃癌を積極的に疑うようにします．

以上のことから0-I型を見たときの観察ポイントは，

・病変径
・空気量を変えての観察

ということになります．

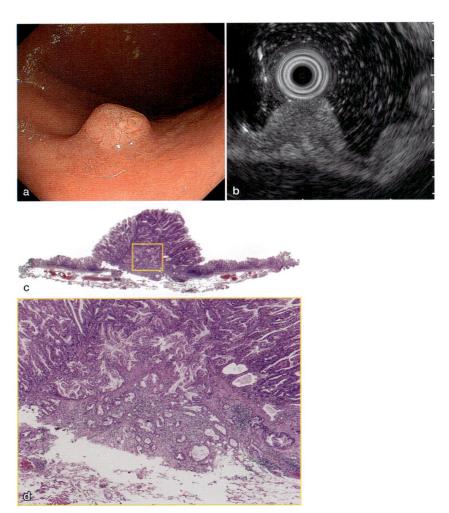

図4 0-I型
a：白色光観察像．胃体上部後壁大彎寄りの病変で大きさは12 mmであった．
b：超音波内視鏡像．第3層を表す高いエコー域の上縁が腫瘍と思われる低エコー域で圧排されており，SM浸潤を疑う．
c：病理組織像（ルーペ像）．組織型はpap＋tub2＞por2で，深達度はpT1b2（SM2：1,500μm）であった．
d：病理組織像（cの黄枠内の強拡大像）．浸潤部は隆起の中央部であり，つり上がった筋板が破壊され，浸潤していた．

20 mm 以下では，M 癌の可能性が高いと述べましたが，強い発赤調の病変だったり，ゴツゴツしていびつな病変だったりなど，SM2 で見られる所見を持っている場合は，病変の周囲からのひだの引き込みや粘膜下腫瘍様の立ち上がりなどがないか慎重に確認し，EUS を追加したりするとよいでしょう．

> **モテ Point!** O-I型（分化型）の特徴
>
> ❶ 病変径．
> - 20 mm 以下の O-I 型癌の深達度は約 90％が M 癌．
> - 30 mm 以上では SM 癌や進行癌の可能性が高くなる．
>
> ❷ 空気量を変えての観察．
> - 病変の基部に粘膜下腫瘍様の立ち上がりがある場合，粘膜下層深部浸潤を疑う．
> - 強い発赤調，ゴツゴツしていびつなどの所見を認めるときも要注意．

隆起型：0-Ⅱa 型（図 5, 6）

0-Ⅱa 型は 0-I 型ほど高さがない隆起です．つまり隆起の高さが 2〜3 mm までの隆起を持つ平坦隆起を指します．そして，20 mm 以下の 0-Ⅱa 型は基本的に M 癌とされていますので，ここでも病変の大きさは重要になります．

一方で，SM 癌を疑う所見としては，①部分的に陥凹を伴ったり，②丈の高い隆起がある，③粘膜ひだの引き込みがある，という所見です．

51 mm 以上の病変では半数以上で SM 癌であることから，より詳細に所見を取るべき，とされています[7]．

さらに，病巣内に中〜低分化成分を伴うもの，表面に無構造部があるもの，頂上部のなだらかな陥凹の有無，大小不同の結節や，粘膜下腫瘍様の立ち上がりや丈の高い隆起・中心陥凹がある，表面にびらん・発赤を伴うのも SM 浸潤を疑うべき所見です[5]．これらは病変の色調や形態が不均一であることと言い換え，まとめることができます．

一部に変なところがあったら,そこの所見を慎重に取ることが大事です.

> **モテPoint!** 0-IIa 型(分化型)の特徴
> ❶ 病変径.
> ・20 mm 以下ならたいてい M 癌.
> ・51 mm 以上は半分以上が SM 癌.
> ❷ 表面構造.
> ・均一ではない場合は SM 浸潤癌を疑う.

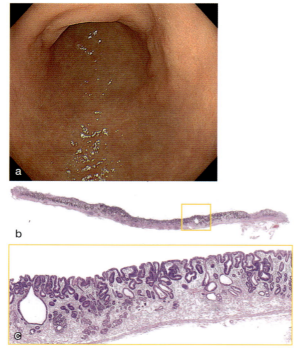

図5 0-IIa 型(分化型)
a:白色光観察像.前庭部後壁の白色調の平皿状隆起であり,外方に凸の境界を認める.
b:病理組織像(ルーペ像).病変径は 15×12 mm であった.
c:病理組織像(b の黄枠内にある病変部の拡大像).tub1,pT1a(M)であった.

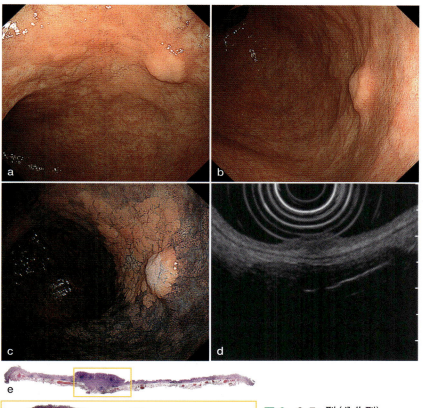

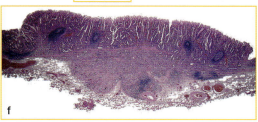

図6 0-Ⅱa型（分化型）

a：白色光観察像．胃体下部後壁の白色調の平皿状隆起だが，辺縁にさらに一段高い隆起を認める．「大小不同の結節」「丈の高い隆起」を認める．

b：白色光観察像（接線方向）．「ひだの引き込み」の所見がある．

c：酢酸・インジゴカルミン撒布水洗法像．境界が明瞭となり，隆起部ではアレアを形成する溝に乏しい．

d：超音波内視鏡像．隆起部は3層（粘膜下層）が太まっており，その上縁まで腫瘍を反映する低エコー域が接しており，3層の毛羽状変化を認める．壁厚も増しており，SM深部浸潤を疑う．

e：病理組織像（ルーペ像）．病変径は48×30 mmで，tub1＋pap＋tub2＋por2，pT1b2（SM2：1,500μm）であった．

f：病理組織像（eの黄枠内にある浸潤部の拡大像）．筋板はほぼ保たれたまま，粘膜下層に腫瘍は浸潤している．粘膜面は分化型癌で覆われていた．

陥凹型：0-IIc 型

陥凹型胃癌の深達度診断のポイントです．まずは陥凹型胃癌で SM 浸潤を示唆する所見として以下の 6 項目が挙げられます[5]．

①陥凹面の色調：顕著な発赤を有する．
②ひだの所見：ひだ先端の融合所見を有する．
③壁の厚み・硬化像：病変が SM 浸潤したとき，陥凹を維持したまま病変が厚みを持って持ち上がる．胃壁の弧が直線化することで，直線的硬化像と判定する．病変全体が板状に持ち上がって見える場合，MP 以深の浸潤と考えられる．
④陥凹面の構造：陥凹内結節の大小不同が目立つ．粘膜が荒廃し無構造になっている場合に SM massive〜MP 層以深の浸潤を示唆する．
⑤辺縁の隆起・膨隆像：辺縁隆起の立ち上がりが粘膜下に病変の浸潤を示唆するような粘膜下腫瘍(SMT)様の変化を示す．腫瘍の周囲が健常粘膜に覆われた幅の広い周堤様隆起となる(立ち上がりがなだらかなのか，下に癌の塊があってできた隆起なのかに着目する．なお，亜有茎性は SMT 様の立ち上がりとは異なるため，要注意)．
⑥病変の大きさ：2 cm を超える場合に約半数の病変が SM 浸潤している．

ちなみに発赤が強い病変は SM を疑う，というのは確率論的な所見です．淡い発赤・顕著な発赤を来す病変は SM 浸潤している可能性が高く，特に顕著な発赤部は SM 癌が多い[8]とされています．まずは上記を踏まえて，0-IIc 型は UL 合併の有無で分けて，深達度診断を見ていきましょう．

■ UL(−) 0-IIc 型(図 7, 8)

周囲粘膜と類似した構造を呈し，分化型癌においてはインゼル(島状粘膜)を呈することは少ないとされます．そして，分化型癌の 0-IIc は発赤調を示すことが多い[9]ですが，褪色調のものも存在します．内に凸の形状を呈して，境界が明瞭な発赤陥凹というのが典型例です．陥凹底は平滑か顆粒状で，凹凸不整，潰瘍形成，結節状隆起は認めません．さ

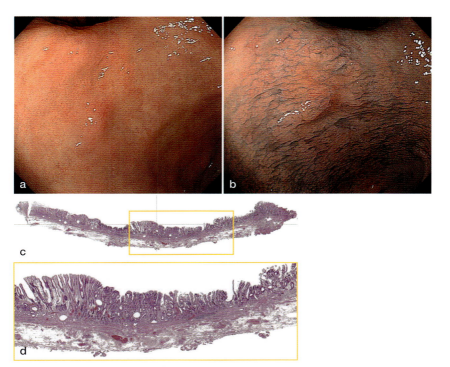

図7 UL(−)0-Ⅱc型(分化型)
a：白色光観察像．近位前庭部小彎前壁寄りの褪色の陥凹．陥凹内に凸の形状で，反応性過形成性隆起を伴っている．
b：酢酸・インジゴカルミン撒布水洗法像．境界が明瞭となっている．
c：病理組織像(ルーペ像)．病変径は18×15 mmであった．
d：病理組織像(cの黄枠内にある病変部の拡大像)．tub1, low grade, pT1a(M)であった．

らに境界の周囲を縁取るように幅の狭い隆起(反応性過形成性隆起)を伴い，立ち上がりは急峻でアレア状を呈するのが特徴です．

　ここで，微細顆粒とはどこまでが顆粒で，どこからが結節か，という点が疑問になります．過去の検討においては周囲の胃小区像と微細顆粒を比べて検討しています[10]．よって，周囲の胃小区と同じ位かやや小さい位が顆粒と考えておくのがよさそうです．

　2 cm以下の陥凹型早期胃癌を検討した白尾ら[8]は発赤調が深達度を推測する独立した因子であることを示しています．そして，著明な発赤部ではSM癌が多いとされている[5]ことから，病変内の赤みが強い部分は

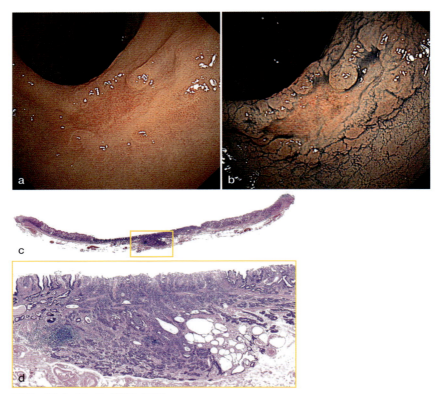

図8 UL(−)0-Ⅱc型(分化型)
a：白色光観察像．胃角小彎後壁の陥凹．陥凹内に強い発赤域を認めている．
b：インジゴカルミン撒布像．境界が明瞭となり，深い陥凹の周囲には浅くわずかに陥凹が拡がり，蚕蝕像を呈している．
c：病理組織像(ルーペ像)．病変径は34×15 mmであった．
d：病理組織像(cの黄枠内にある病変部の拡大像)．tub1＋por2＋tub2, pT1b2(SM2：1,500 μm)であった．

浸潤の所見を慎重に取る必要があります．

また，陥凹型は2 cmを超えると約46％がSM浸潤しているという報告もあります[5]．そして，辺縁の隆起部で幅が広く，立ち上がりが粘膜下腫瘍様の周囲隆起を形成している場合にはSM以深の浸潤を考えます．

> **モデ Point!** UL(−)0-IIc 型(分化型)の特徴
> - 著明な発赤部では SM 癌が多い．
> - 2 cm を超える陥凹型の約 50％が SM 浸潤する．
> - 辺縁の隆起部で幅が広く，立ち上がりが粘膜下腫瘍様の周囲隆起を形成している場合は SM 以深の浸潤を考える．

■ UL(＋)0-IIc 型(図9, 10)

　癌巣内に潰瘍瘢痕を伴い，周囲からひだ集中を認める病変ですが，分化型癌では粘膜下層浸潤後も線維化が少ないことから，ひだ集中＝潰瘍瘢痕の合併とします．

　粘膜内癌の場合はひだは瘢痕の変化で集中するので，その先端は，陥凹の辺縁でやせの所見を呈し，1点の集中像となり，陥凹底は平坦で顆粒状粘膜を呈します．SM 浸潤を来した場合はひだ先端の融合所見を認めたり，陥凹の辺縁に粘膜下腫瘍様のなだらかな立ち上がりを示す部分を認めたりするため，そうした所見に注意します．

　UL(−)0-IIc 型の深達度診断にひだ先端の所見の検討を加えて，深達度診断を行っていきましょう．

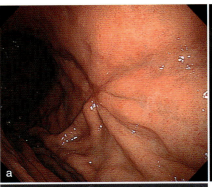
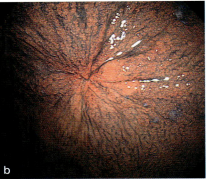
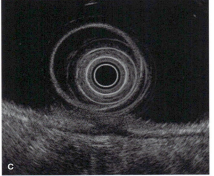
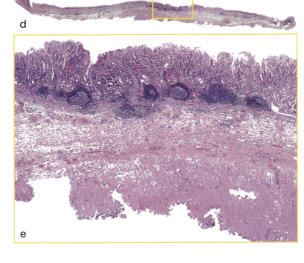

図9　UL（＋）0-Ⅱc型（分化型）

a：白色光観察像．体中部後壁にひだ集中像を認め，ひだ先端は先細り状である．融合などの所見はない．
b：酢酸・インジゴカルミン撒布水洗法像．境界が明瞭となり，発赤調の中央部から周囲に淡い褪色陥凹域が拡がっている．
c：超音波内視鏡像．第3層は途絶し，途絶の両端は先細り状である．第4層の上縁は内腔側につり上がり，壁厚の肥厚はなく，UL-Ⅲの所見である．
d：病理組織像（ルーペ像）．病変径は15×10 mmであった．
e：病理組織像（dの黄枠内にある病変部の拡大像）．tub1＋tub2，pT1a（M），UL-Ⅲであった．

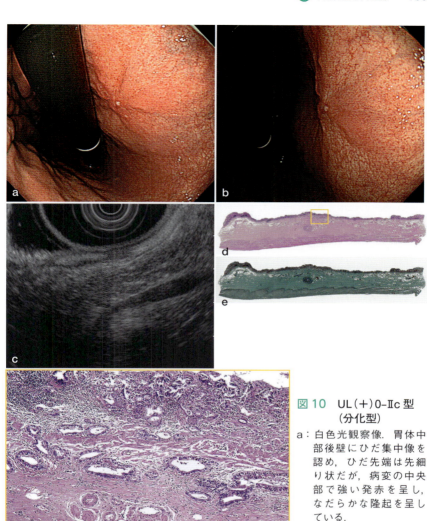

図10 UL(＋)0-Ⅱc型（分化型）

a：白色光観察像．胃体中部後壁にひだ集中像を認め，ひだ先端は先細り状だが，病変の中央部で強い発赤を呈し，なだらかな隆起を呈している．
b：白色光観察像（接続方向）．なだらかな隆起が明瞭となり，陥凹底の凹凸が目立つ．
c：超音波内視鏡像．第3層は途絶し，途絶の左端は先細り状，右端は毛羽立ち状である．第4層の上縁は走行に変化なく，肥厚はない．
d：病理組織像（HE染色，ルーペ像）．tub2＞por1，pT1b2(SM2)，UL(＋)であった．
e：病理組織像（Elastica-Goldner染色，ルーペ像）．粘膜下層に広範な線維化を認める．
f：病理組織像（dの黄枠内にある病変部の拡大像）．

> **モテPoint!　UL(＋)0-Ⅱc型(分化型)の特徴**
> - 集中するひだの先端をよく見ること．
> - 粘膜内癌の場合は，陥凹の辺縁でひだ先端はやせの所見を呈し，1点の集中像となり，陥凹底は平坦で顆粒状粘膜を呈する．
> - SM浸潤を来した場合は，ひだ先端の融合所見を認めたり，陥凹の辺縁に粘膜下腫瘍様のなだらかな立ち上がりを認めたりする．

　本項を終えるにあたり，病理学的にご指導いただきました，仙台厚生病院 臨床検査センター病理診断・臨床検査科 遠藤希之先生，手稲渓仁会病院 病理診断科 大森優子先生に改めて深くお礼申し上げます．

■ 文献

1) 三島利之，濱本英剛，三宅直人，他．内視鏡による早期胃癌のⅡb進展範囲診断—通常内視鏡の立場から．胃と腸 45：39-48, 2010
2) 丸山保彦，景岡正信，永田健，他．4.早期胃癌の肉眼型—決め方・考え方とその典型像 2)0Ⅱc型，0Ⅲ型．胃と腸 44：522-532, 2009
3) 日本胃癌学会(編)．胃癌取扱い規約．14版．金原出版，2010
4) 中原慶太，渡辺靖友，田宮芳孝，他．早期胃癌の肉眼型 決め方・考え方とその典型像 1)0Ⅰ型，0Ⅱa型．胃と腸 44：507-521, 2009
5) 小野裕之，吉田茂昭．胃癌の深達度診断—内視鏡像からみた深達度診断．胃と腸 36：334-340, 2001
6) 長南明道，三島利之，石橋潤一，他．切開・剥離法(ESD)に必要な早期胃癌の術前内視鏡診断 深達度診断を中心に．胃と腸 40：769-777, 2005
7) 藤崎順子，吉本和仁，平澤俊明，他．5.早期胃癌の画像診断　2)深達度診断のための精密検査　(2)内視鏡検査．胃と腸 44：608-622, 2009
8) 白尾国昭，斉藤大三，山口肇，他．早期胃癌におけるm・sm鑑別診断の現状．胃と腸 27：1175-1184, 1992
9) 西元寺克禮，大井田正人，小泉和三郎，他．早期胃癌診断の基本 Ⅱc型早期胃癌の内視鏡像．胃と腸 35：25-36, 2000
10) 笹川道三，光島徹，木村徹，他．X線診断における陥凹型胃癌の深達度推定．胃と腸 12：1209-1215, 1977

モテ文献 もっと勉強したい君へ

- 長南明道, 望月福治, 池田卓, 他. 早期胃癌治療のための精密検査―深達度を読む. 胃と腸 28(3)：57-71, 1993
  URL http://medicalfinder.jp/doi/abs/10.11477/mf.1403106086
  ☞EUS, X線透視, 通常内視鏡での深達度診断を概説し, まとめています. 一読の価値ある文献です.

- 馬場保昌, 清水宏, 武本憲重, 他. 胃癌組織型分類とX線・内視鏡所見. 胃と腸 26(10)：1109-1124, 1991
  URL http://medicalfinder.jp/doi/abs/10.11477/mf.1403102660
  ☞分化型癌, 未分化型癌の所見がまとめてあります. p.1122のシェーマ像, そしてp.1123のTable 3の色調については目を通しておくとよいでしょう.

- 丸山保彦, 島村隆浩, 甲田賢治, 他. 通常・色素内視鏡による早期胃癌深達度診断―大きさ・肉眼型別検討を中心に. 胃と腸 49(1)：35-46, 2014
  URL http://medicalfinder.jp/doi/abs/10.11477/mf.1403114045
  ☞p.44のTable 5に肉眼型のM, SM癌の内視鏡所見がまとめられており, 深達度診断の現状と注意点がよく分かります.

- 松浦倫子, 飯石浩康, 上堂文也, 他.「早期消化管癌の深達度診断2015」胃・十二指腸 早期胃癌の深達度診断―通常内視鏡診断. 胃と腸 50(5)：603-615, 2015
  URL http://medicalfinder.jp/doi/abs/10.11477/mf.1403200287
  ☞p.613のTable 3の肉眼型別のM, SM癌の特徴のまとめが俊逸です.

- 阿部清一郎, 小田一郎, 眞一まこも, 他. 通常・色素内視鏡による早期胃癌深達度診断―組織型別検討を中心に. 胃と腸 49(1)：47-54, 2014
  URL http://medicalfinder.jp/doi/abs/10.11477/mf.1403114047
  ☞分化型, 未分化型のそれぞれの深達度診断能のまとめがあります(p.53のTable 3). 分化型は浅読み傾向, 未分化型は深読み傾向があり, その理由が考察されています.

Ⅲ 胃

❹ 早期胃癌（未分化型）

ひだの太まりって何？
太いと深達度は深いといえるの ?!

　前項に続いて，この項では未分化型癌の深達度診断について述べていきます．「Ⅲ-❷ 早期胃癌　分化型？未分化型？ まずそこを見極めよう！」（76頁）で未分化型癌の発育進展様式についても学んでおくと，より理解が深まります．

　未分化型癌は陥凹型を呈するのが原則です．未分化型癌が隆起型を呈することは極めてまれであり，その頻度は未分化型癌の 6/186 例（約3％）です[1]．

　すなわち，未分化型は 0-Ⅱc 型，潰瘍合併あり・なしの各々で深達度診断を押さえておけば，日常臨床においては十分だと思われます．

隆起型（図1）：極めてまれ

　ですが…，一応触れておきましょう．

　未分化型癌の隆起型は隆起部に白苔付着を伴う例が多く，結節状の凹凸不整を呈し，色調は褪色が多い[2]とされています．さらに隆起粘膜はびらんや浅い潰瘍を形成しやすい傾向があり[1]，隆起部では粘膜下層以深深層への浸潤例が多いのが特徴です．

モテ 文献 「胃と腸」

📖 池田英司，大野康寛，桑田健，他．隆起型の肉眼型を呈した非充実型低分化型胃癌の1例．胃と腸 47(9)：1435-1445, 2012
　URL http://medicalfinder.jp/doi/abs/10.11477/mf.1403113580
　☞症例ももちろん珍しいのですが，隆起型を呈する未分化型（印環細胞癌，低分化型癌）胃癌の臨床病理学的所見が文献的考察も含めて極めてよくまとまっています．必読です！

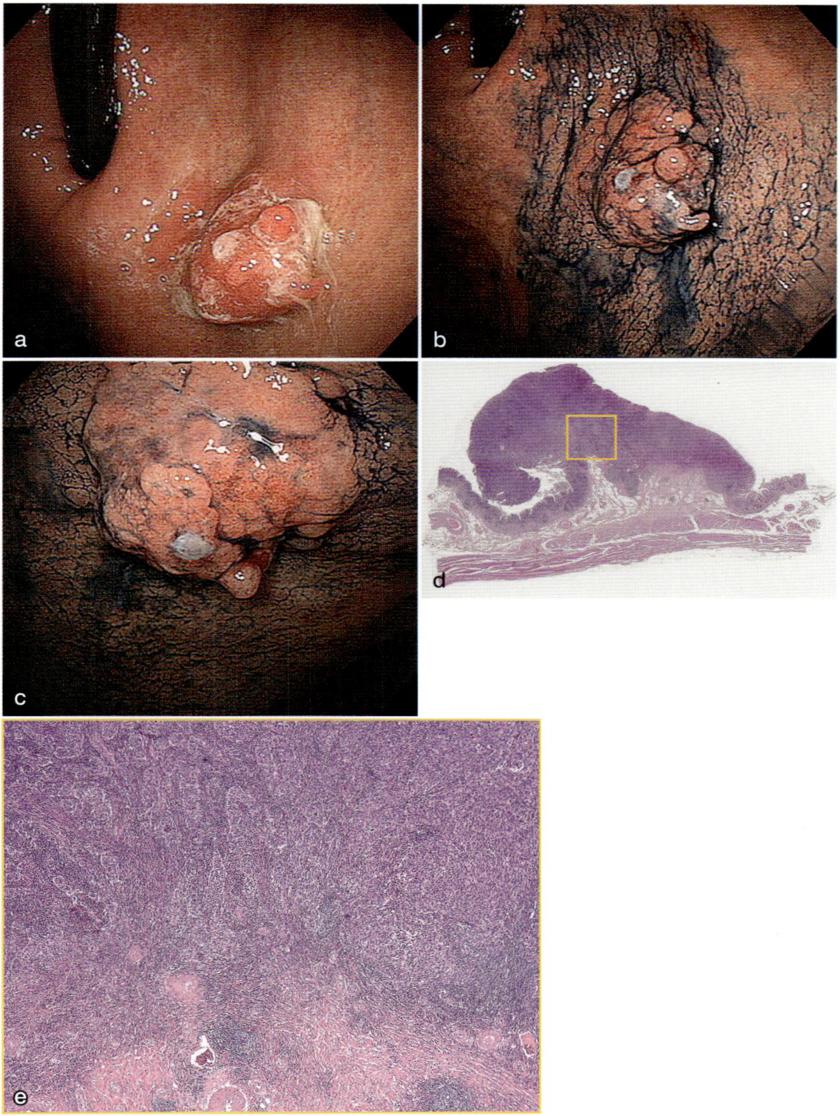

図1 0-Ⅰ型（未分化型）

a：白色光観察像．噴門部前壁小彎寄りの白苔が多く付着する丈の高い発赤調隆起を認める．
b：インジゴカルミン撒布像．緊満し，その形態はいびつである．
c：インジゴカルミン撒布像（近接像）．表面には無構造域も認められる．
d：病理組織像（ルーペ像）．por1＞tub2, pT1b2（SM2）であった．
e：病理組織像（dの黄枠内の病変部の拡大像）．

陥凹型：0-Ⅱc型

　陥凹型の未分化型癌の内視鏡所見はこれまで詳細に検討されてきています．そして，そのSM浸潤を疑う所見は〔「Ⅲ-❸ 早期胃癌（分化型）」（90頁）〕の「陥凹型胃癌でSM浸潤を示唆する所見」と同様です[3]．

　再度，潰瘍瘢痕合併の有無に分けて，見ていきましょう．

■ UL（－）0-Ⅱc型（図2, 3）

　M癌では陥凹底は平滑で，凹凸不整に乏しく，しばしばびらん再生に伴う小発赤顆粒，インゼル（島状粘膜）を認め，その色調は多彩です．

　分化型癌とは異なり，周囲隆起は認めないことが多く，色調は褪色が基本です．境界部は明瞭な蚕蝕像を認め，断崖状あるいは小さな波状（胃小区単位の急なやせや中断）を呈することもありますが，粘膜層の中間深層に未分化型癌がわずかに存在し，側方へ進展しているときは周囲との段差が目立ちにくく，範囲が不明瞭となることもあります[4,5]．

　また，SM深部浸潤を来すと陥凹が深くなり，陥凹面の内部の不整な凹凸が目立ち，無構造になります．さらに，粘膜下層の腫瘍の露出によって強い発赤を呈したり，潰瘍形成したりすることもあります．

　広い範囲で粘膜下層深部浸潤を来すと，陥凹を含む病変全体が隆起する台状挙上や，粘膜下腫瘍様の幅広の周堤様の隆起を呈するため，こうした所見を白色光観察で慎重に見ていく必要があります[6]．

> **モテPoint！ UL（－）0-Ⅱc型（未分化型）の特徴**
>
> 以下の場合，SM深部浸潤を疑う．
> - 陥凹が深い．
> - 陥凹内部の「不整な凹凸」「無構造」「強い発赤」「潰瘍形成」．
> - 陥凹病変辺縁の粘膜下腫瘍様隆起．
> - 台状挙上．

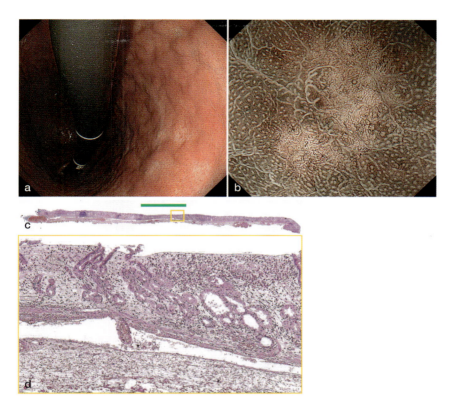

図2 UL(−)0-IIc型(未分化型)
a:白色光観察像.胃体中部小彎の白色調の陥凹性病変である.
b:NBI拡大観察像.white zone は内部で視認されず,wavy micro-vessels を認める.病変の辺縁には ghost-like disappearance of white zone が散見され,未分化型癌の所見である.
c:病理組織像(ルーペ像).病変径は 10×10 mm であり,sig, pT1a(M) であった.
d:病理組織像(c の黄枠内の病変部の拡大像).

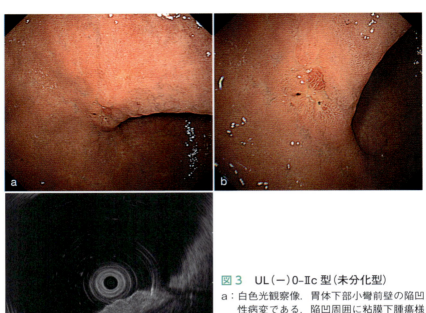

図3 UL(−)0-Ⅱc型(未分化型)

a：白色光観察像．胃体下部小彎前壁の陥凹性病変である．陥凹周囲に粘膜下腫瘍様隆起を認める．
b：近接像．断崖状の辺縁を呈し，陥凹内に発赤調の島状粘膜(インゼル)の隆起を認める．
c：超音波内視鏡所見．第3層は途絶し，壁厚の肥厚を認める．SM massiveを疑う．
d：病理組織像(ルーペ像)．sig＞por2, pT1b2 (SM2)であった．
e：病理組織像(dの黄枠内の病変部の拡大像)．

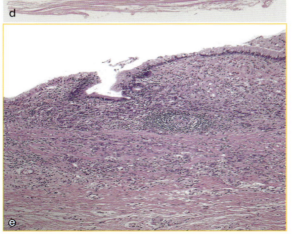

■ UL(＋)0-Ⅱc 型(図4〜6)

　未分化型癌は分化型癌と比べて，UL(＋)の例が多いことが特徴です[7,8]．M癌においては褪色調のことが多く，集中するひだは陥凹の辺縁で途絶・中断あるいは急なやせを呈するとされます．

　ひだの途絶や中断，急なやせはあくまで，「癌」の所見であり，良性，悪性の鑑別には役立ちますが，深達度診断に関与する所見ではないと覚えておきましょう．

　また，陥凹内に発赤調の再生顆粒(インゼル)が散在するのがUL(－)0-Ⅱc型と同様，典型所見です．

　一方，UL(＋)の未分化型癌でSM浸潤の所見は，集中するひだの先端の所見とひだの走行の所見が重要となります．

・ひだの腫大(棍棒状・ばち状)，融合
・周囲隆起：粘膜下腫瘍様の所見を陥凹周囲で呈する．
・集中ひだの陥凹周囲での走行変化[9]
・台状挙上：陥凹を含め病変全体が隆起する所見．
・面の硬化：空気量大量でも陥凹面の形が変わらない．
といった所見がSM浸潤を疑う所見となります．

　また，陥凹内の白苔付着もSMを疑う所見の1つです[4]．

　これらの所見を取るためには，空気量を変えた写真，病変を正面視した写真(陥凹内部の性状を見るためやひだの所見を取るため)，斜めから見た写真(硬化像を捉えるため)を撮影するように心がけましょう．

モテPoint! UL(＋)0-Ⅱc型(未分化型)の特徴

- ひだ先端の腫大(棍棒状・ばち状)や融合．
- 陥凹周囲の粘膜下腫瘍様の隆起．
- 集中ひだの陥凹周囲での走行変化．
- 台状挙上．
- 面の硬化．
- 陥凹内の白苔の付着．
といった所見がある場合，SM深部浸潤を疑う．

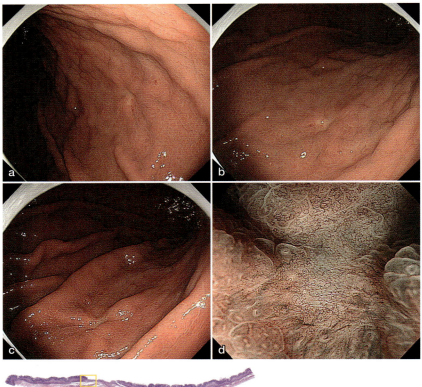

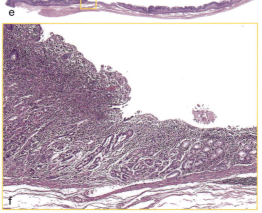

図4 UL(+)0-IIc型(未分化型)

a:白色光観察像.胃体中部後壁の褪色調の陥凹である.陥凹周囲に粘膜下腫瘍様隆起を認める.

b:近接像(空気大量).集中するひだは目立たなくなる.陥凹内は発赤調と褪色調が混在している.

c:近接像(空気少量).ひだの集中と先細り(病変2時方向)を認めるが,ひだ先端には腫大・融合などの所見はなし.

d:NBI拡大像.病変中央部ではwhite zoneは視認されず,wavy micro-vesselsを認める.病変の辺縁でghost-like disappearance of white zoneを呈しており,未分化型癌の所見である.

e:病理組織像(ルーペ像).病変径は10×8mmで,por2+sig, pT1a(M), UL-IIであった.

f:病理組織像(eの黄枠内の病変部の拡大像).

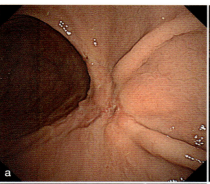
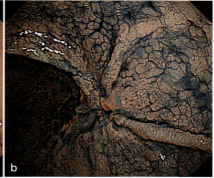
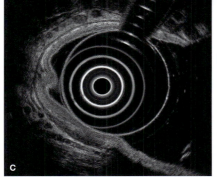
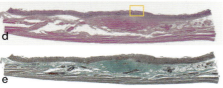
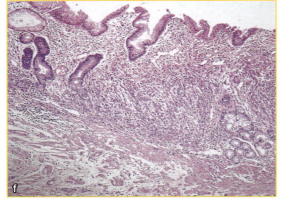

図5　UL(+)0-Ⅱc型(未分化型)

a：白色光観察像．体下部小彎後壁の陥凹性病変で口側からひだの集中を認めている．陥凹内は大小不同の結節を認め，辺縁は断崖状である．

b：インジゴカルミン撒布像．断崖状の辺縁が明瞭となり，陥凹内に発赤調で無構造の領域を認める．集中するひだの先端は先細り，途絶を認める．

c：超音波内視鏡像．第3層は途絶し，その両端は毛羽状である．腫瘍を反映する低エコー域は筋層上縁に接しているように見える．壁厚の肥厚を認め，SM深部浸潤を疑う．

d：病理組織像(HE染色，ルーペ像)．por2+sig+tub2, pT1b2(SM2：500μm), UL(+)の病変であった．

e：病理組織像(Elastica-Goldner染色，ルーペ像)．粘膜下層に広範な線維化を認めていた．

f：病理組織像(dの黄枠内の病変部の拡大像)．

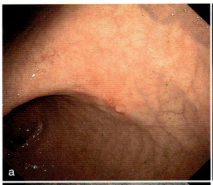
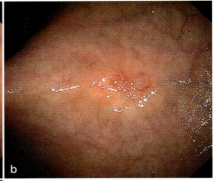
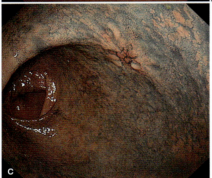

図6 UL(+)0-Ⅱc型(未分化型)
a：白色光観察像．胃角部小彎後壁の陥凹性病変で陥凹内は発赤調で粘膜下腫瘍様に隆起している．
b：近接像．陥凹全体が粘膜下腫瘍様に隆起し，厚みがある．
c：インジゴカルミン撒布像．断崖状の辺縁が明瞭となる．
d：病理組織像(ルーペ像)．por2+sig, pT1b2(SM2：1,500μm)であった．
e：病理組織像(dの黄枠内の病変部の拡大像)．

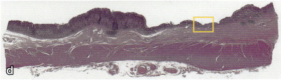
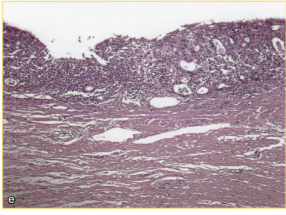

早期胃癌（分化型癌・未分化型癌）深達度診断のまとめ
── SM 深部浸潤以深で出現する 4 つの所見

　以上，分化型・未分化型癌の深達度診断の基本をここまでで述べてきました．
　まとめていきましょう．

　内視鏡的深達度診断は，基本，通常内視鏡観察，そして超音波内視鏡検査（EUS）で行うことになります．そして，oversurgery を避ける観点から，内視鏡観察での深読みを EUS で補正できることが特に有用であり，内視鏡診断で SM2 と診断された病変には EUS を行うべきと述べられております[10]．
　ちなみに現在はまだ，拡大内視鏡の胃の深達度診断における有用性は未確立であり[11]，白色光観察は依然重要な位置を占めています．
　また，病理学的には SM 浸潤を疑う所見それぞれが，病理組織的にはどうなっているのか，対比し，理解していくことが重要です．
　それには粘膜筋板を意識すると，おのおのの所見が理解しやすくなります．
　ここまで見てきた，SM 深部浸潤以深の所見でしばしば出現する

①粘膜下腫瘍様のなだらかな立ち上がり
②粘膜ひだの太まり＝腫大，融合
③弧の硬化・面の硬化
④粘膜模様の無構造

の 4 所見の理解をさらに深めていきましょう．
　シェーマを用いて解説していきます．

■ ①粘膜下腫瘍様のなだらかな立ち上がり
　この所見は「粘膜下層以深の成分による，直上粘膜層の押し上げ」から成ります．
　スムーズに理解するためには，胃壁の構造における筋板をイメージす

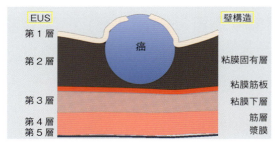

図7 癌発生と胃壁構造のシェーマ

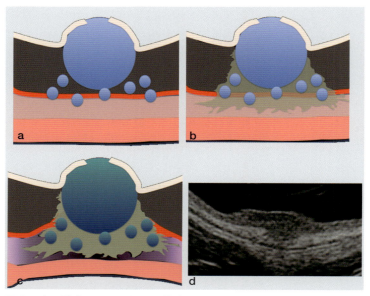

図8 癌の粘膜下層への浸潤の模式図

るとよいでしょう．筋板の下側から，間質反応を伴いつつ浸潤した腫瘍塊が押し上げているイメージを持ちましょう．

　図7のように粘膜内で発生した癌は，筋板を破り，粘膜下層に浸潤する（図8a）と間質反応を来し，線維芽細胞が線維化を誘導する（図8b）ことで，線維が収縮し硬くなります．筋板は引きつれ，つり上がり，途絶します（図8c）．

　筋板と粘膜下層が破壊され，その破壊された両端は時に毛羽状になり

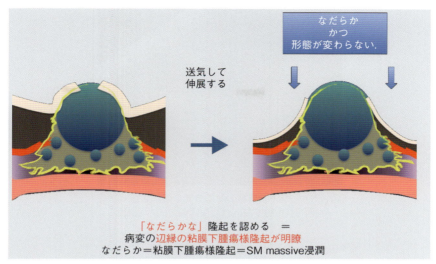

図9 隆起形成(なだらかな隆起のシェーマ)

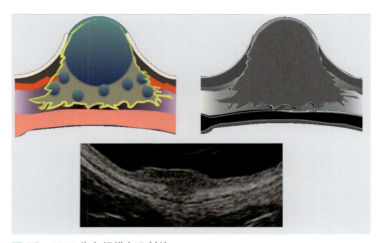

図10 EUS像と組織との対比

ます.これが超音波内視鏡(EUS)の「第3層の途絶と途絶部両端の毛羽状の太まり」に相当するわけです(図8d).

ここに空気を入れて,胃壁を伸展していきますと,図9のようななだらかな隆起を形成するわけです.

ちなみに先のEUS像は,図10のようにシェーマと対比されます.

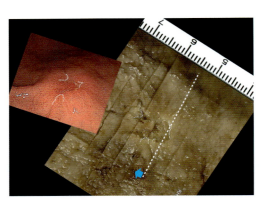

図11 粘膜下腫瘍様のなだらかな隆起を呈した症例(点線で割入れし矢印の方向へ面出し)

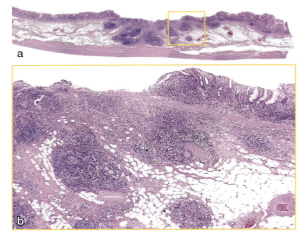

図12 同症例の病理組織像
a：ルーペ像．粘膜下層に広く癌を認めている．
b：aの黄枠内拡大像．筋板が粘膜下から癌塊で押し上げられている．

　では，実際の症例で見てみましょう．例えば図11のような隆起部を呈した症例の1例です．

　辺縁になだらかな粘膜下腫瘍様隆起を形成しています．プレパラートで見てみると，図12のように筋板が，粘膜下層から腫瘍塊で押し上げられることで粘膜下腫瘍様隆起ができあがる，ことがよく分かります．

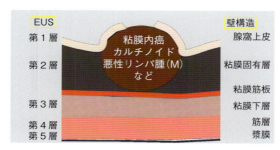

図13　粘膜内腫瘍の様式図

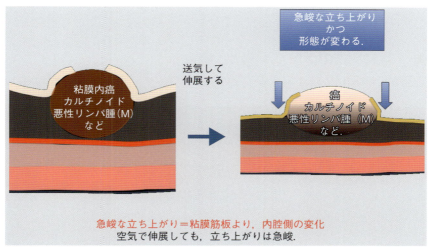

図14　図13に送気して伸展させた病変のイメージ

　これが「なだらか」な立ち上がりを持つ隆起，ということになります．

　一方，粘膜固有層深部にとどまっており，下層へ浸潤していない病変（図13）が粘膜上皮をかぶっている（カルチノイド，悪性リンパ腫などでよく起こります）場合の立ち上がり部が，急峻か，なだらかか，についても見てみましょう．

　粘膜内にとどまる腫瘍は，図14のように，空気で伸展すると，隆起自体も変形しつぶれてしまうことがあります．そして，空気を抜いても入れても，「急峻な」立ち上がりを呈します．筋板より内腔側にとどまる

病変，筋板を破壊していない病変は間質反応が弱いか，ないため，軟らかく変形しやすいと考えられます．

このように健常上皮で覆われているからといって，「これは粘膜下腫瘍様隆起であり，なだらかな立ち上がりである」と即断はできないことに注意しましょう．

※粘膜固有層深層で発育し，粘膜内にとどまるカルチノイドも，健常上皮で覆われます．それは粘膜下の病変ではないため空気量により変形します．急峻か，なだらかかを区別できるように，空気量を変えて，観察していきましょう．

■ ②粘膜ひだの太まり＝腫大，融合

図15の病変には4本のひだが集中しており，①，②のひだは融合

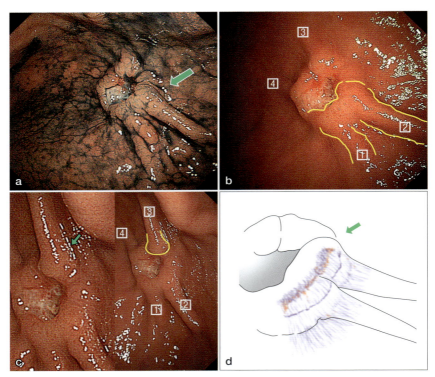

図15　粘膜ひだの集中，腫大，融合の例

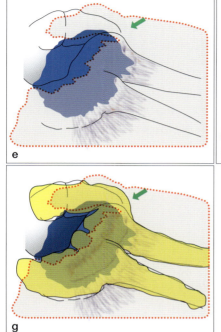
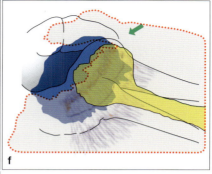

図15 粘膜ひだの集中，腫大，融合の例（続き）
a：インジゴカルミン撒布像．
b：ひだの融合（1，2のひだ）．
c：ひだの腫大（3のひだ）．
d：矢印部あたりで筋板が破壊されている．
e：腫瘍塊（青色部分）で筋板（赤点線部分）の下に潜り込んでいる．
f：線維化により病変が厚みを増し粘膜下層から筋板が押し上げられる．青色部分は腫瘍塊．黄色部分はひだ．
g：破壊された筋板部分にひだが集中する．

（図15b），そして3のひだは腫大（図15c）を呈しています．

粘膜筋板が破壊されるとひだの走行に異常が生じます．（潰瘍をイメージすると，ひだ集中するのは分かるかと思います）．

腫大も融合も，実は粘膜下層側から腫瘍塊によって，筋板と粘膜層が押し上げられて起こる現象であり，「①粘膜下腫瘍様のなだらかな立ち上がり」と同様です．

図15a の病変は図15d のシェーマで表すと，矢印部あたりで筋板が破壊されており，図15e のように，腫瘍塊（青色部分）で筋板（赤点線部分）の下に潜り込んでいます．

その破壊された筋板の下の粘膜下層まで癌浸潤が進み，線維化が生じてくると病変が硬く厚みを増すことで粘膜下層側から筋板が押し上げられます（図15f）．破壊された筋板部分にはひだが集まってきます（図15g）．

たまたま集まったひだが，1つのひだにとどまるときは，腫大であり，太まりという表現になります(図15c ③のひだ).

2つのひだにまたがると，融合，周堤形成という現象になります(図15b ①，②のひだ).

粘膜を維持するのは粘膜筋板の役割で，粘膜のひだも筋板が作っています．そのため，筋板が破壊されるとひだの走行に異常が生じるのです．そして，ひだの腫大，融合は粘膜下層から筋板が押し上げられて起こる現象です．

プレパラートでは図16のように確認されます(黄色が腫瘍部，オレンジの線が筋板です).

筋板の下側から，間質反応を伴いつつ浸潤した腫瘍塊が，筋板を押し上げ，なだらかな辺縁を呈し，ひだが融合していたわけです．

こうしたイメージを持ちましょう．

ちなみにひだ集中の所見のみでは深達度はいえません．特に胃は潰瘍性変化もあるので，潰瘍性変化で筋板が壊れてひだ集中しているかもし

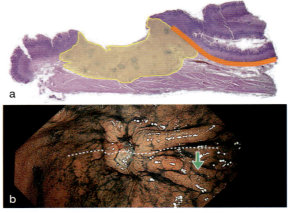

図16　粘膜ひだの腫大，融合の病理組織像
　　　（点線で割入れし，矢印の方向へ面出し）

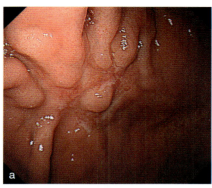 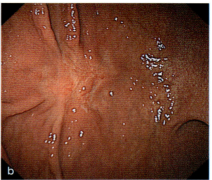

図 17　粘膜ひだの集中を呈した症例
a：空気少量．一見ひだ腫大に見える．
b：空気大量．腫大を疑う所見は消失した．

れません．あくまで筋板の下から押し上げられた所見があるかどうかが重要です．その所見を取るためには，白色光観察での空気量の変化が重要なポイントです．

　例えば図17の症例は，aだと一見ひだ先端に腫大を来しているようにも見えますが，伸展するとbのように，ひだは先端が細まり・やせや中断などを呈しつつ，集中しているのみです．
　ひだのやせ，先細りがあり，この病変が癌であるとはいえますが，深達度はSM深部浸潤とはなりません．
　本例は未分化型癌，粘膜内癌の症例で，粘膜下層への浸潤はありませんでした．

■ ③弧の硬化・面の硬化

　癌が浸潤し，筋板以深に間質反応を伴った癌が存在することで，伸展しなくなる所見です．「①粘膜下腫瘍様のなだらかな立ち上がり」で述べた所見を，管腔の中において考えてみると分かります．

　図18が弧の硬化のシェーマです．硬化も空気量を多くして，胃をパ

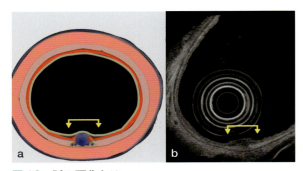

図18 弧の硬化とは
空気量を多くして，胃を伸展させないと読み取れない．bの
EUS像では壁が硬化し自然な円や弧でなくなっている．

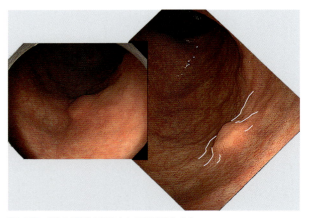

図19 弧の硬化所見（内視鏡観察像）．
隆起部に向かってひきつれを伴っており，硬く，突っ張って見える．

ンッと張らせないと読み取れない所見です．図18bがEUSの所見です．筋層を表す第4層が外方に少し伸展され，壁が自然な円や弧でなくなっています．

これを内視鏡で見ると，図19のように隆起部にややひきつれを伴っており，硬く，突っ張って見えます．これが弧の硬化の所見になります．

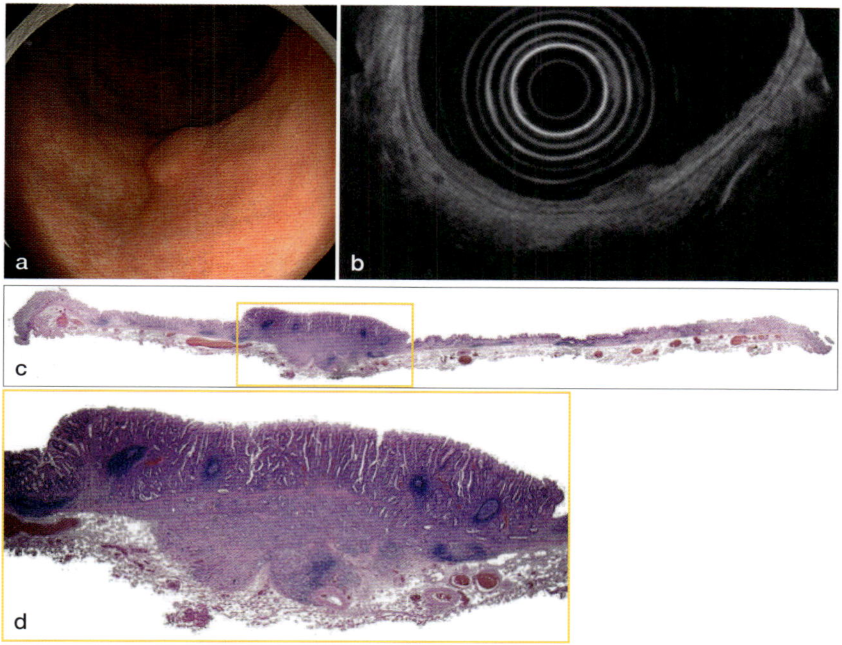

図 20 UL（＋）0-Ⅱc 型（未分化型）〔Ⅲ-❸ 早期胃癌（分化型）の図 6 と同一症例〕
a：白色光観察像．
b：超音波内視鏡像．
c：病理組織像（ルーペ像）．
d：c の黄枠部の拡大像．
　　粘膜内は tub1＋tub2＋pap で，筋板を保ちつつ，粘膜下層へ塊状に浸潤しており，同部は tub2＋por2 である．

　図 20 は分化型癌〔Ⅲ-❸ 早期胃癌（分化型）の図 6〕の症例と同一です．
　こうした弧の硬化・面の硬化を捉えていくためには空気量の調節と，斜め方向からの観察が重要です．

　もう 1 例提示しましょう．
　空気量をだんだん減らしていくと，図 21 の緑矢印の間の部分がだんだん突っ張ってきます．ここに伸展不良の所見があるわけで，EUS では筋層に接するように第 3 層は広く低エコー域で占められています．
　本例は SM 深部浸潤を来していました．斜め方向から見ると弧の硬

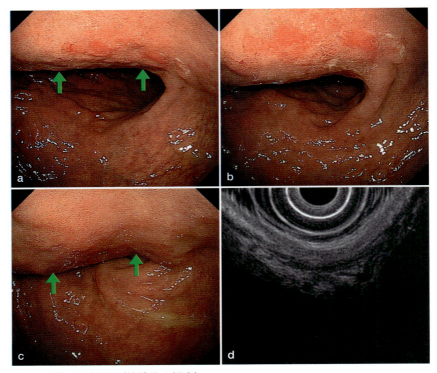

図21　弧の硬化所見（接線像の観察）
a：空気大量．
b：空気中等量．
c：空気少量．
d：同一部分の超音波内視鏡像．
空気量を減らしていくと，緑矢印間に硬化の所見が明らかとなる．

化は分かりやすく，それが広い範囲に確認されると，面の硬化・台状挙上という所見になります．これも空気量を変えて観察していかないと分かりにくい所見です．

■ ④粘膜模様の無構造

　最後に無構造についてです．こちらは間質反応の露出を意味します．
理解のためには進行癌の陥凹底を見てみることが近道です．

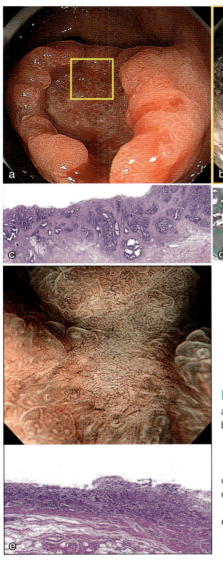
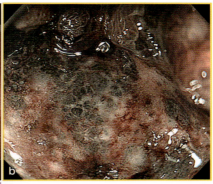
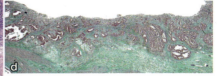

図22 無構造：進行胃癌の陥凹底像

a：白色光観察像．
b：aの黄枠部の拡大像．無構造部の拡大内視鏡所見．間質反応そのものを見ている．シアン調の色調からなる塊状の構造を認め，微小血管径に乏しい．
c：同部の病理組織像（HE染色像）．
d：同部の病理組織像（Elastica-Goldner染色，ルーペ像）．
e：粘膜内癌 sig の腺窩上皮消失．構造は見てとれないが，走行不整のある微小血管（wavy micro-vessels）を認める．

図22a, bのように見えますが，プレパラート上では図22c, dのように腺管が表層になく（c：HE染色，d：Elastica-Goldner染色），間質反応が露出した所見が無構造である，と考えると理解しやすいと思われます．

しかし，特に未分化型の胃癌においては，粘膜内癌でも全層置換性に発育し，腺開口部が消失することがあり（図22e），未分化型癌による無構造に見える所見とは分けて考える必要がありますので要注意です．色調と，血管径を目安にするとよいでしょう．

①粘膜下腫瘍様のなだらかな立ち上がり
②粘膜ひだの太まり＝腫大，融合
③弧の硬化・面の硬化
④粘膜模様の無構造

以上4つの病理組織学的対比を見てきました．これらの所見は組織型にかかわらず胃癌の深達度診断の指標となります．

本項を終えるにあたり病理学的にご指導いただきました仙台厚生病院 臨床検査センター病理診断・臨床検査科 遠藤希之先生に改めて深くお礼申し上げます．

■ 文献

1) 馬場保昌，清水宏，武本憲重，他．胃癌組織型分類とX線・内視鏡所見．胃と腸 26：1109-1124, 1991
2) 川浦幸光，金子芳夫，岩喬．隆起性胃癌の内視鏡所見と組織型の比較．Gastroenterol Endosc 23：686-690, 1981
3) 小野裕之，吉田茂昭．2.胃癌の深達度診断 2)内視鏡像からみた深達度診断．胃と腸 36：334-340, 2001
4) 西元寺克禮，大井田正人，小泉和三郎，他．早期胃癌診断の基本 Ⅱc型早期胃癌の内視鏡像．胃と腸 35：25-36, 2000
5) 三島利之，濱本英剛，三宅直人，他．内視鏡による早期胃癌のⅡb進展範囲診断 通常内視鏡の立場から．胃と腸 45：39-48, 2010
6) 三宅直人，三島利之，長南明道，他．UL陰性未分化型胃粘膜内癌の術前診断—内視鏡診断—通常観察を中心に．胃と腸 44：42-50, 2009
7) 阿部清一郎，小田一郎，眞一まこも，他．通常・色素内視鏡による早期胃癌深達度診断—組織型別検討を中心に．胃と腸 49：47-54, 2014

8) 光永篤, 深沢容子, 岸野真衣子, 他. 早期胃癌診断の実際—ひだ集中を伴う陥凹性病変：内視鏡所見. 胃と腸 35：77-84, 2000
9) 八尾恒良, 大串秀明. 病理組織構築よりみた深達度診断の問題点. 胃と腸 12：1157-1173, 1977
10) 三宅直人, 三島利之, 中堀昌人, 他. 早期胃癌の深達度診断—超音波内視鏡検査. 胃と腸 50：619-627, 2015
11) 八尾建史, 冨永桂, 土山寿志, 他. 早期胃癌の深達度診断—拡大観察の現状. 胃と腸 50：616-618, 2015

Ⅲ 胃

5 胃幽門前部 O-Ⅱc の深達度診断

胃幽門前部って陥凹していても粘膜内癌のことがあるよね？　これは注意！

　早期胃癌の深達度診断．これは食道と比較すると難しいです．それは，食道と比較して組織型も多彩，部位による違い，*H. pylori* 感染の有無など極めて多くの要素が複雑に絡み合うからです．早期胃癌の深達度診断の詳細は，「Ⅲ-❸ 早期胃癌（分化型）」（90 頁），「Ⅲ-❹ 早期胃癌（未分化型）」（106 頁）の項に説明があります．

　筆者がここで触れたいことは病変部位による深達度診断の考え方です．

　簡単にいうと，食道胃接合部癌→小さくても深いことが結構あります（浅読み注意！）．胃幽門前部→陥凹が深く，一見かなり深いことが予想される場合にも M 癌のことがあります（深読み注意）．

　That's all ‼　以上．
というわけにはいきません．もう少し，説明を加えないと読者の皆さまからクレームが入ること間違いありません．

食道胃接合部癌について

モテ　文献 「胃と腸」

📖 小田丈二，入口陽介，水谷勝，他．食道胃接合部腺癌の X 線診断 ―早期癌形態を呈した病変の臨床病理学的特徴から．胃と腸 44（7）：1128-1143, 2009
URL http://medicalfinder.jp/doi/abs/10.11477/mf.1403101704

📖 下田忠和．「図説 胃と腸用語集 2012」食道胃接合部腺癌（adenocarcinoma of esophagogastric junction）．胃と腸 47(5)：729-730, 2012
URL http://medicalfinder.jp/doi/abs/10.11477/mf.1403113313

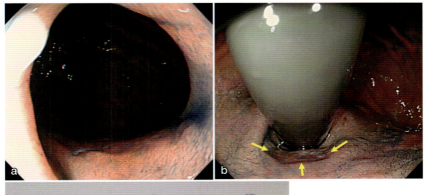
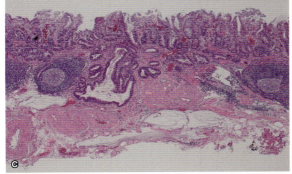

図1　食道胃接合部癌

a, b：インジゴカルミン撒布像．食道胃接合部小彎側に 10 mm 程度の 0-IIc 型病変を認める（黄矢印）．
c 　：病理組織像．tub1＞tub2＞muc, pT1b2(SM2：1,000μm)であった．

モテ文献「胃と腸」にも記載されていますが，食道胃接合部癌は一般の早期胃癌と比べて T1b(SM)の頻度が高く，臨床的に粘膜内癌(T1a)発見の困難性が指摘されています．

食道胃接合部癌の症例を提示しますが（図1），これは，10 mm 程度の 0-IIc 型病変，生検で分化型腺癌の症例です．

小胃癌（定義：10 mm 以下）のモテ point！に従い，分化型であれば9割程度が粘膜内癌，未分化型であれば7割程度が粘膜内癌と考えると，粘膜内癌と診断したい病変です．ESD を施行したのですが，SM massive でした（涙）．

接合部癌は外科手術となると噴門部切除や全摘ともなりうるため，診

断的意義としても ESD を施行することは問題ないと考えます．ただ，そういってしまえば内視鏡診断学は必要なくなってしまいます．接合部癌は向学のためにも積極的に EUS を施行することをお勧めします．

　少し脱線しますが，食道や接合部，吻合部や幽門輪などの病変に対して EUS をする際に極めて有用で安全なソフトバルーン EUS の方法について解説します．

　ソフトバルーン EUS 自体は論文や成書などで触れられているものもあり，決して特別なものではありません．しかしながら，その準備のやり方やコツを詳細に記載したものは見たことがありません．なぜなら…絵的にまずいからです(笑)．

　この「モテ本」では，この禁断の扉をこじ開けたいと思います．

ちょっと恥ずかしいけど，すごいぞ！ソフトバルーン法

　ソフトバルーン EUS とは，簡単に解説すると，市販のコ◯ドームを内視鏡先端に取り付けて，その中に脱気水や注射用蒸留水を少量貯めて，その中でプローブを調整して安全に EUS を行うというものです．

> **長所** 通常，水を貯めることが困難な，食道胃接合部，胃術後吻合部，幽門輪上などの病変でも安定した EUS 画像を得ることができます．
> 　さらに食道では極めて有用です．なぜなら誤嚥の心配がないからです．
> **短所** 短所は 2 点．隆起型病変の場合，バルーンによる圧排の影響で腫瘍が第 3 層で下に凸に見えてしまい，深読みすることがあるので注意が必要です．
> もう 1 点は，コンビニでコ◯ドームを購入するとき，内視鏡室においておくとき，内視鏡先端に装着する準備をしているとき，看護師や同僚に見られて恥ずかしいということです(決して悪いことをしているわけではありません．堂々と準備するように心がけています)．
> 準備の手順を写真で解説します(図 2)．

　①コ◯ドームを薬局あるいはコンビニで大量に購入しておく(図 2a)．

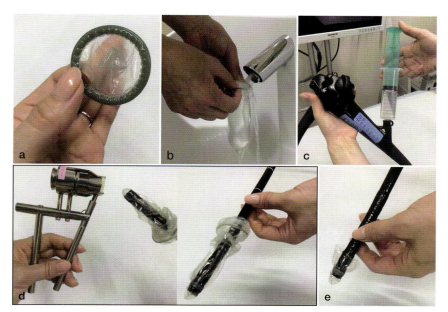

図2　ソフトバルーン法

　以前は大量購入が恥ずかしくてネットで購入していたのですが，今は堂々とコンビニで購入しています．

　薄さと色に関しては，できるだけ薄くてあまり色が付いていないものが望ましいでしょう．なぜなら，内視鏡挿入時の視野が悪くなるからです．不必要にゼリーや香りが付けてあるものは避けます．装着前にすべて洗い落とさなければいけないので，シンプルなものがよいのです．

　メーカーはどこでもよいです．ただいえることは，ゴム製のものがよいでしょう．極薄で有名なサ◯◯オリジナルのようなポリウレタン性のものはソフトバルーンEUSには適していません．ゴムのように伸びず，折れ曲がりができて画像がきれいに出ないことが多いです．ありとあらゆる種類のものを購入してEUSを行ってみた筆者がいうのですから間違いありません．

②EUS施行直前にコ◯ドームの両面を水道でしっかりと洗う（図2b）．

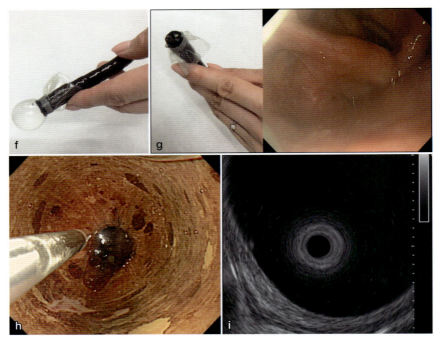

図2　ソフトバルーン法（続き）

③内視鏡の吸引孔，鉗子孔ともに脱気水で満たしておく（図2c）．これをやっておかないと，内部の汚い液体や空気が検査時のバルーンの中に溜まってしまいます．

④先端に少し遊びを持たせて，取り付ける（図2d）．このときは糸で縛ってもいいし，輪ゴムなどで取り付けてもよいでしょう．筆者のお勧めは，ダブルバルーン内視鏡用の装置でゴムを取り付けるやり方です．

⑤無駄な部分を切り取る（図2e）．

⑥数回脱気水を入れて，可能な限りair抜きをしておく（図2f）．

⑦内視鏡先端に，ゴム面をぴったり付けて，いよいよ挿入（図2g）．

⑧目的部位で10～20 mLのシリンジで脱気水を入れて，バルーンの膨らみを調整する（図2h）．

⑨EUSプローブを入れて安全にEUSを施行する（図2i）．

かなり脱線してしまいました…．次に胃幽門前部の早期胃癌の深達度診断について考えます．

モテる！　胃幽門前部における早期胃癌の深達度診断

症例を1例提示します(図3)．皆さん，深達度をどう考えますか？　粘膜内癌でしょうか？　もっと深いでしょうか？

陥凹面もしっかりしており，粘膜下層浸潤の可能性も十分にある病変だと思いませんか？　私だけでしょうか???

実際，2型進行胃癌が疑われ紹介になった症例です．まさか…と思ってしまうのは内視鏡医だけで，ご専門でない開業医の先生でたまに内視鏡をされる程度ですと，そうなっても仕方ないのではないかと思います．

結局，この病変はESDの結果，粘膜内癌(T1a)でした．

このように胃幽門前部の陥凹性病変は，パッと見で深い印象があっても，他部位の場面と比較して粘膜内癌の可能性もありますし，ESD自体も比較的短時間で安全に行える場所ですので，深達度に悩む場合には

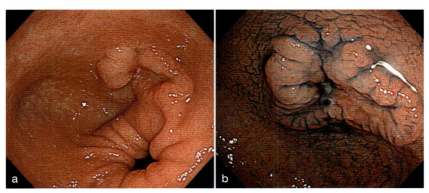

図3　胃幽門前部小彎側に認める0-Ⅱa＋Ⅱc型病変
a：通常白色光観察像．脱気すると，辺縁隆起が目立ち，陥凹面が強調されて深く見える．
b：インジゴカルミン撒布像．

積極的にESDを行ってもよいのではないかと考えます．

　もちろん，この場合にもEUSを積極的に行うべきであり，EUSで明らかにSM深部浸潤を認める場合には，不必要な内視鏡治療は避けるべきです．この部位のEUSも通常の脱気水充満法では難しいので，ソフトバルーン法をお勧めします．

モテ 文献 「胃と腸」

- 光永篤，村田洋子，長廻紘，他．内視鏡によるm・sm胃癌の鑑別．胃と腸 27(10)：1151-1166, 1992
  URL http://medicalfinder.jp/doi/abs/10.11477/mf.1403110000
  ☞ 早期胃癌の肉眼形態型別深達度診断の成績を分析し，誤診した症例について特徴を明らかにするとともに，文献的考察を加えて結果を報告しています．M癌をSM癌と誤診した症例は，胃幽門前部，胃前庭部小彎，胃角小彎および胃体部大彎に位置しており，胃幽門前部では，びらん性変化に伴う粘膜肥厚が目立つ症例が多く，これが深達度を深く見せる一因ではないかと述べています．誤診例から学ぶことは非常に多いですので，この知識をぜひ臨床の現場で役立ててください．

- 早川和雄，橋本光代，吉田行哉，他．陥凹型早期胃癌の内視鏡的深達度診断—X線検査との対比を含めて．胃と腸 22(2)：143-160, 1987
  URL http://medicalfinder.jp/doi/abs/10.11477/mf.1403112204
  ☞ 陥凹型早期胃癌および陥凹型進行癌について，X線像，内視鏡像，病理組織像の対比や見直しを行い，深達度診断の可能性と限界について検討・報告しています．「おわりに」の部分に，7項目にわたって検討結果がまとめられています．この部分を読んで陥凹型早期胃癌に強くなりましょう．

　上記文献にも，胃幽門前部では蠕動などに伴ったびらん性変化に伴う粘膜肥厚が目立つ症例が多く，これが深達度を深く見せる一因になるなどと記載されています．

　これについて，わがチームの病理医の市原先生にも少しコメントをいただくとしましょう．

> **解説** どうして胃幽門前部の陥凹病変を深く読んでしまうのか？

研究会などで，しばしば，「今回の胃幽門前部の病変，なぜ深く読んでしまったのか，原因が分かりますか？」と聞かれることがあります．日頃から内視鏡医の皆さんがうすうす感じている，「胃前庭部・幽門前部の分化型癌が他の場所に比べて陥凹が深く見える」というのは，マニアックながら悩ましい問題の1つのようです．

比較的よくいただくご質問にもかかわらず，病理組織学的にこの問題にパッと答えるのはなかなか難しく，いろいろな文献などを参照し，プレパラートを眺めながらずいぶんと悩みました．

プレパラートで見るとどう見てもM癌．粘膜深部には癌が存在しない．病理医からすると「悩むことすら必要ないM癌」．なのになぜ内視鏡医はSMの可能性ありと読んだのでしょう？

胃幽門前部の病変で深達度の深読みが起こるとき，私が今まで経験してきた原因は2つほどあります．1つは「癌周囲の再生隆起に"たこいぼびらん様"の変化が加わっていること」．もう1つは「癌と非癌の二階建て構造が顕著になること」です．特に前者は胃前庭部に起こりやすく，後者は胃前庭部というよりも大彎側に起こりやすい印象があります．本項では前者について少し解説させていただきます．図3 症例の病理組織像（図4）をご覧ください．

病変の辺縁が比較的丈高で，陥凹が相対的に深く見える0-Ⅱa＋Ⅱc型症例です．ルーペ像で見ると，Ⅱc部は必ずしも凄く深いわけではなく，背景粘膜とそれほど厚さが変わらないのですが（わずかに陥凹している程度），辺縁のⅡa部が思いのほか厚みを持っているため，内視鏡的にはⅡc部が深く見えてしまいます．

本症例では，Ⅱa部の隆起は腫瘍そのものの作る厚みに加えて「粘膜筋板から縦に伸びる線維筋性組織が柱となる」ことで厚みができていることが分かります．これは実は，胃前庭部でなじみ深い「たこいぼびらん」と似た変化です．

野中先生の書かれた「びらん性変化に伴う粘膜肥厚」を，組織所見を加味して補足するならば，「たこいぼびらん様の変化に伴う粘膜肥厚」となります．「たこいぼ」というキーワードを加えることで，現象が分かりやすくなります．

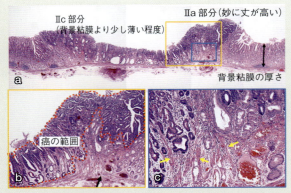

図4　幽門前部小彎側に認める 0-IIc 型病変（図3症例の病理組織像）
a：図3症例の病理組織像（ルーペ像）．
b：a の黄枠内の拡大像．辺縁の隆起部では癌よりもむしろ背景粘膜の厚みのほうが目立つ（黒矢印）．赤点線は，癌の範囲を示す．
c：a の青枠内の拡大像．線維筋性組織が背景粘膜固有層内に縦に走っている MPS 様の変化があり，これにより粘膜の厚さがかさ増しされている（黄矢印）．たこいぼびらんの間質変化にも似ている．

　胃幽門前部などに好発する「たこいぼ」では，粘膜固有層（腺管と腺管の隙間，間質）に，粘膜筋板から伸びてきた筋線維が縦に走ります．この筋線維は正常の胃粘膜には存在しません．筋線維は「鉄骨」のような働きをし，粘膜を縦方向に厚くして支えることで，たこいぼの高さを形成する原因となります．胃前庭部以外でびらんと再生が起こっても，筋線維が間質に増えることはあまり多くありません．もっぱら胃前庭部，特に胃幽門前部に起こりやすい現象です．

　これと似た現象が，意外なところで観察されます．直腸です．直腸の粘膜逸脱症候群（mucosal prolapse syndrome；MPS）では，粘膜固有層内に線維筋症（fibromuscular obliteration）という筋線維の縦方向の増生が起こり，粘膜に隆起や陥凹などさまざまな変化が生じます．この変化は「いきみ」などの物理的刺激によって生じるといわれています．管腔内の圧変化によって，粘膜が上下に引っ張られることで，粘膜固有層内に「鉄骨」が増える防御反応と考えられます．直腸に起こる鉄骨増生（MPS の fibromuscular obliteration）と似たような現象が，胃のたこいぼびらんでも生じています．

胃の幽門前部付近は，蠕動運動によって十二指腸に食べ物を運ぶ場所です．この部では胃が激しく蠕動するため，X線でも偽幽門輪（蠕動によるp-ring様の変化）が観察されることがあります．この激しい蠕動が，MPS的な変化を胃に引き起こすと考えられます．機能的に，直腸から便を外に押し出すのと，胃幽門前部から食物を十二指腸に押し出すのは似ていますね．いずれも激しい蠕動・物理的刺激が，粘膜筋板から縦方向に筋線維を増やすきっかけとなるわけです．もっとも，胃の場合は，*H. pylori*などによるびらんと再生機転が背景にあることも重要ですが．

　胃幽門前部で深達度を深読みした症例（M癌なのにSM浸潤がありそうだと疑われた症例）をプレパラートで見るとき，<u>私を含めた多くの病理医が癌そのものに着目していました．癌には大してボリュームがない，誰が見ても間違いなくM癌だ</u>，しかし内視鏡医はこれが「陥凹が深く見えた」といいます．フシギでしょうがありません．陥凹が深く見えた原因はなぜでしょう？　HE染色を注意深く観察して「あっ」と気づきます．ほら，癌辺縁の再生隆起の部分で，粘膜固有層に筋線維が縦に走っているでしょう？　この鉄骨のせいですよ．胃幽門前部だから，たこいぼみたいな変化が加わることで，周囲粘膜の厚みが増して見えたのでしょう．それで，IIc部が相対的に深く見えたのではないでしょうか．

（市原　真）

おぉー．よく分かりました．

モテPoint!　食道胃接合部，胃幽門前部の早期胃癌深達度診断の追加ポイント

- 小胃癌（定義：10 mm以下）．
  - 分化型であれば9割程度が粘膜内癌．
  - 未分化型であれば7割程度が粘膜内癌．
- ソフトバルーンEUSで使用するコ○ドームは無色・ゼリーなしでゴム製のものがベスト．
- 食道胃接合部の早期胃癌の深達度診断は浅読み注意．
- 胃幽門前部の早期胃癌の深達度診断は深読み注意．

Ⅲ 胃

6 鑑別診断（胃腺腫と高分化型腺癌）

胃腺腫と高分化型腺癌はみんなどうやって線引きしてるの？　教えてよ！

「胃腺腫」「高分化型腺癌」どういう根拠で診断してますか？

「褪色調扁平隆起性病変」，これが奴らの呼び名である．

　例えば，胃体下部前壁に 10 mm の褪色調扁平隆起性病変を認めるといった場合，胃腺腫と高分化型腺癌の鑑別が必要になる病変が存在するといっているわけです．では，図1 の 8 病変の中で腺腫はいくつあるでしょうか？

　意地悪ですが，これに対する答えは「正解はない」というのが「正しい」のではないかと思います．なぜなら，病理医によって腺腫と高分化型腺癌の線引きは十人十色だからです．そういうと，これを読んだ病理の先生方から，きっとお叱りを受けると思います…．ただ，これは紛れもない事実なのです．内視鏡医がどの病理医の診断の下で臨床を行ってきたのかで，この線引きは微妙に異なるのです．

　事実，筆者が今まで高分化型腺癌だと診断し，内視鏡切除後も高分化型腺癌と診断されていたものとほぼ同じような病変について，施設を異動した後に同じ内視鏡診断を下すと，異動後の施設の病理医の最終診断と一致しないことをしばしば経験します．

　ただ，いえることは病理医の組織診断が最終診断なのです．ということは，病理医が代われば，内視鏡医には，診断が一致するように摺り合わせをする努力が必要になるのかもしれません．

　ただし，われわれ内視鏡医は，「内視鏡医としての診断」を下す必要があるのです．たとえ，病理医にこの病変は「高分化型腺癌」だと最終診断

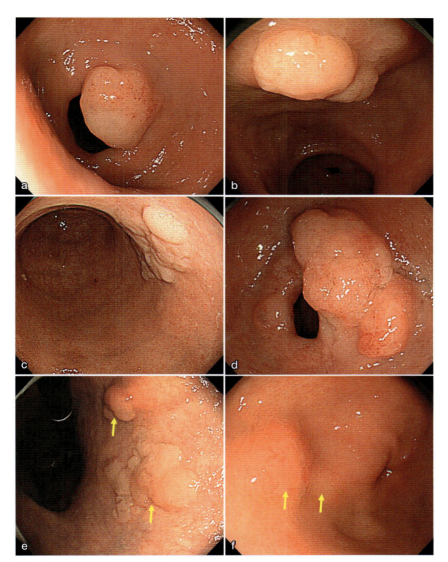

図1　褪色調扁平隆起性病変

されても，プライドを持って術前内視鏡医では「腺腫」と診断したと，根拠を持って説明できなければなりません．

　腺腫か癌か，当たるか外れるかはどうでもよいことです．なぜなら二

択なので勘でいっても50％の確率で当たるのです．コイントスで決めてもよい，鉛筆ころがしでもよいのです〔私の友人で鉛筆ころがしの達人，木村晴先生は秘技鉛筆ころがしで7割くらい当ててきますが(笑)．もちろん通常の診断学もしっかりされておられますのであしからず〕．

大事なことは，どういう根拠で自分は「腺腫」あるいは「高分化型腺癌」と診断したのかということです．

いまさら，聞けないあなたへ！

モテPoint! 胃腺腫とは？
- 紡錘形の核が基底側に沿う．
- 腸型腺腫の10～30％前後が癌化する前癌病変．
- 2～3割は時間の経過とともに緩徐に増大．
- 治療方針についてのガイドラインはない．
- 危険因子を持つものは内視鏡治療を行う．
- 生検による正診率は5～7割程度．

これくらいは知っておいたほうがよい．

患者あるいは後輩に最低限これくらいのことは説明できなければ内視鏡医として，絶対に"モテない…"．

モテ文献 「胃と腸」

📖 胃と腸：38巻10号（2003年9月号）「胃腺腫の診断と治療方針」
　URL http://medicalfinder.jp/toc/1403/2003/38/10

📖 胃と腸：49巻13号（2014年12月号）「胃の腺腫―診断と治療方針」
　URL http://medicalfinder.jp/toc/1403/2014/49/13
　☞ 胃腺腫の治療方針は，積極的な内視鏡治療派と経過観察派に分かれています．隆起型の胃腺腫と分化型癌は内視鏡所見が類似しており，病理組織学的な診断基準も病理医により異なることが少なくありません．臨床的立場から，生検診断で「胃腺腫」と診断された病変に対して，積極的に治療すべき病変と経過観察でよい病変の違いを明らかにすることを目指した1冊です．

では皆さんは，いったい今までどういう基準で，「これは腺腫」「これは癌」と振り分けてきたのでしょうか？　少しサイズが大きいから？？

内視鏡を10年以上もやっていると，いまさら人には聞けませんよね．

筆者の勉強会では，まず一般的にどういった所見が癌と腺腫の鑑別点になるのかの項目を挙げてもらっています．下に一覧を記載します

> **モテPoint!　癌と腺腫の鑑別点とは？**
> - サイズが2cm以上．
> - 増大傾向．
> - 丈が高い結節．
> - 発赤を有する．
> - 陥凹を有する．
> - 生検で高度異型部分の存在．
> - 生検で絨毛状構造の出現．
> - 生検で胃型形質の発現．

一つ一つの細かいことに関しては，前述のモテ文献「胃と腸」をぜひご参照ください．そして，読影する際にその症例がこの中の何項目を満たしているのかを挙げてもらうように習慣付けています．

繰り返し，繰り返しこの項目をいってもらうことで自然と「褪色調扁平隆起性病変」を見たときに腺腫なのか癌なのかを考えて診断するようになるのです．

何項目以上満たせばよいのかは，分かりません．もちろん多く満たすほうが自信を持って診断できることは間違いないでしょう．ただし皆さん，思い出してください．病理医によっても線引きが違うんです．生検と切除後病理の一致率も5〜7割なんです．ただ，コイントスにだけは負けない診断をしたいものです．

そこで，NBI拡大観察の登場です．これを加えると8〜9割の正診率で鑑別が可能という報告もあります[1]．決して自分の分類を宣伝するわけではありません（笑）．ただ，シンプルで誰にでも分かりやすいNBI分類（図2）ですので，ぜひ使ってみてください．

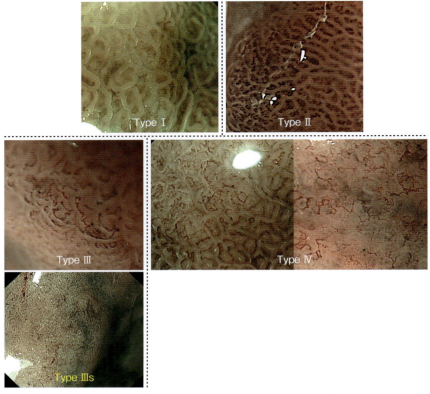

図2 NBI観察における胃腺腫と分化型腺癌の鑑別(NBI type 分類)
〔Nonaka K, et al. Prospective study of the evaluation of the usefulness of tumor typing by narrow band imaging for the differential diagnosis of gastric adenoma and well-differentiated adenocarcinoma. Dig Endosc 23：146-152, 2011. 図5を一部改変して転載〕

　腺構造の模様(marginal crypt epithelium；MCEといったり，white zoneといったり)が保たれていて比較的均一，微小血管が視認できない場合はTypeⅠ，腺構造も比較的均一で微小血管が周囲粘膜と同様の場合にはTypeⅡと判断して腺腫と診断します．周囲より濃い，目立つ血管が，白色調のラインを越えて近接する血管と連続している場合にはTypeⅢ，腺構造が消失傾向を示し，異常血管を認める場合にはTypeⅣと判断して癌と診断します．
　ただそれだけです．コイントスには勝つ自信があります．

長浜，八尾らが報告している「VS discordance 陽性であれば癌を疑う」という内容とも同様の所見と考えます．

> **モテ 文献** 「胃と腸」
>
> 長浜孝，小島俊樹，八尾建史，他．胃扁平隆起型腺腫と 0-Ⅱa 型病変の鑑別診断における非熟練者に対する狭帯域光観察併用拡大内視鏡の有用性と問題点．胃と腸 49(13)：1815-1826, 2014
> URL http://medicalfinder.jp/doi/abs/10.11477/mf.1403200106

筆者の論文では，胃前庭部に存在する陥凹型病変（腺腫と高分化型腺癌の鑑別が必要な病変）で小型・密な腺構造を認め，同部位に dot 状の血管を認める症例について検討したところ ultra-fine network pattern の異常血管を認めることを証明しており[2]，Type Ⅲ の亜型で Type Ⅲs と亜分類し，この場合は高分化型腺癌と診断したほうが当たると報告しています．

NBI 拡大観察が実際何を観察しているのか，これについての詳細はⅢ-❼ 胃 NBI (1)（146頁），Ⅲ-❽ 胃 NBI (2)（159頁）の田沼先生のセッションをご参照ください．ぜひ明日から，所見用紙に「褪色調扁平隆起性病変」と書きまくってください．

> **モテ Point!** NBI type 分類（胃腺腫と高分化型腺癌の鑑別）
>
> - 腺腫 ─ Type Ⅰ：腺構造の模様が比較的均一，微小血管が視認できない．
>   └ Type Ⅱ：腺構造の模様が比較的均一，微小血管が周囲粘膜と同様．
> - 癌 ─ Type Ⅲ：周囲より濃く，目立つ血管が白色調のラインを越えて近接する血管と連続している．
>   └ Type Ⅳ：腺構造が消失傾向を示し，異常血管を認める．
> - Type Ⅲ の亜分類である Type Ⅲs は，高分化型腺癌．

■ 文献

1) Nonaka K, Arai S, Ban S, et al. Prospective study of the evaluation of the usefulness of tumor typing by narrow band imaging for the differential diagnosis of gastric adenoma and well-differentiated adenocarcinoma. Digestive Endoscopy 23：146-152, 2011
2) 野中康一，新井晋，伴慎一，他．胃褪色調陥凹性病変に対する NBI 併用拡大観察所見の検討．日消誌 54：11-18, 2012

⑦ 胃 NBI（1）

NBI拡大観察で見えてる模様は何なの？
分かりやすく教えてよ！

拡大観察で何を見るの？　何が見えるの？

「NBI」という前に，そもそも拡大観察で何を見るのか，何が見えるのか，について予習しておきましょう．世の中に拡大視するための道具はいろいろありますが，望遠鏡も虫眼鏡も小さな対象をより細かく鮮明に見るための道具です．

では，胃粘膜において拡大内視鏡で見るべき微小な対象とは何でしょう．文献によると，拡大内視鏡で見るべき胃粘膜の要素は，腺窩上皮とそれに覆われた間質による微小突起（papilla），胃小窩（gastric pit），毛細血管・集合細静脈，腺窩上皮細胞層とされています．

> モテ 文献 「胃と腸」
> 中村哲也，山岸秀嗣，福井広一，他．「消化管の拡大内視鏡観察2007」3. 拡大観察と組織構築の関連 2）胃．胃と腸 42(5)：549-556, 2007
> URL http://medicalfinder.jp/doi/abs/10.11477/mf.1403101046
> ☞ 胃の微小血管構築と胃粘膜拡大観察の関連など，拡大観察所見と組織構築との関連を示しています．
>

もう少しざっくりいうと，拡大内視鏡で見るべきものは表面構造と血管構造ということができます．本項ではこの表面構造と血管構造に焦点を当てて，その見方について説明したいと思います．

NBIとは？

　NBI（narrow band imaging）は415 nmと540 nmの波長で構成される狭帯域光のことである，というのはご存知ですね．この光は，もともとヘモグロビンに強く吸収される波長で構成されているため，血管を強調して見ることができます．

　また，短波長の光であるため拡散しづらいという特徴を持ち，表面構造が強調されて観察されます．ということはつまり…前述の拡大観察で見るべき表面構造と血管構造がより見やすくなる！ということです．

　胃粘膜をNBIで観察すると，白い縁取りで構成された表面構造と茶色線状の血管構造が観察されますが，これらの所見から総合診断するのがNBI拡大内視鏡診断なのです．

表面構造から何が分かるの？

　白い縁取りで構成された模様が表面構造です．この白い縁取りは腺窩辺縁上皮を表すとされています．NBI光が腺窩辺縁上皮に対して投射された場合，上皮細胞によって光が散乱します．上皮細胞が垂直方向に整列している場合，後方散乱した光が集まることによって白い縁取りとして観察されるといわれています．表面構造を読むときに大事なことは「白い縁取りとして観察されるためには光の後方散乱が集まることが必要だ」ということです．

　繰り返しますが，後方散乱光が集まるためには細胞がある程度規則正しく配列している必要があり，この白い縁取りの様相が腺窩辺縁上皮の配列の状態を反映していることになります．

血管構造から何が分かるの？

　NBIはヘモグロビンによく吸収される波長で構成された光でしたね．

そのため，血管を高いコントラストで認識することができます．血管は基底膜に沿うように存在〔「Ⅲ-❷ 早期胃癌 分化型？未分化型？ まずそこを見極めよう！」(76頁)参照〕しているため，正常の胃底腺領域では腺開口部を取り囲むように網目状に観察されます．萎縮化生が起きた粘膜では腺管もよじれるため，窩間部を走る血管がループ状あるいは樹枝状に観察されます．つまり，血管の走行からその骨組みともいえる腺管の配列を推測することができるわけです．

非癌粘膜はどう見えるの？

胃体部の非癌粘膜は，萎縮の有無で見え方が大きく変わります．萎縮

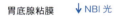
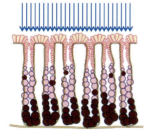
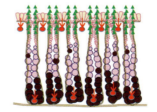
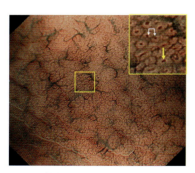
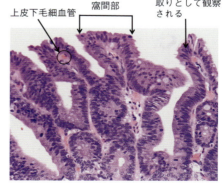

図1 胃体部の非癌粘膜
胃底腺粘膜の場合，垂直方向に侵入したNBI光は，腺窩辺縁上皮により後方散乱した反射光が集まって白い縁取りとして観察される．窩間部や腺窩においては光が吸収されて茶色に見える〔ドット状の茶色い点(黄矢印)が腺開口部(腺窩)．白矢印間が窩間部〕．

のない胃底腺粘膜は，整列した腺管構造を反映して，きれいな round pit として観察されます（図1）.

> **モテPoint!**　非癌粘膜
> - round pit の中心の点は血管ではなく，腺開口部（腺窩）である．

一方，萎縮化生粘膜の場合は，腺管構造が斜めに折れ曲がるため腺窩が見えなくなり，溝状・管状の構造として認識されます（図2）．

すなわち萎縮化生粘膜の場合，イラストのように胃底腺という足場をなくした腺窩が「ムンクの叫び」のようによじれてしまうため，幽門腺のような溝状・管状構造になります（図3）．そのため，萎縮化生粘膜のNBI拡大観察所見は胃前庭部の幽門腺の拡大所見に似てくるのです（図4）．

今までなんとなく見てきた萎縮粘膜も，表面構造からその成り立ちを想像すると面白いものですね．スクリーニング検査で萎縮粘膜を NBI

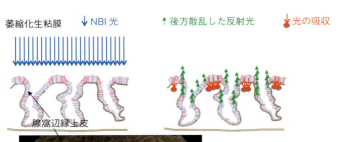

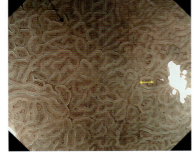

図2　萎縮化生粘膜
萎縮化生粘膜の場合，胃底腺という足場をなくした腺窩がよじれているため，腺窩での光の吸収が観察されない．腺窩辺縁上皮の並びがある部分は白い縁取りとして観察され，開大した窩間部の血管が観察される．
（黒矢印：腺窩辺縁上皮，黄矢印：窩間部）

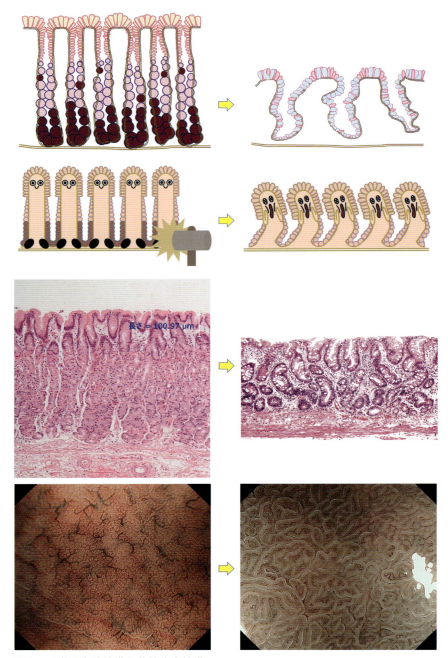

図3 正常胃底腺粘膜と萎縮化生粘膜

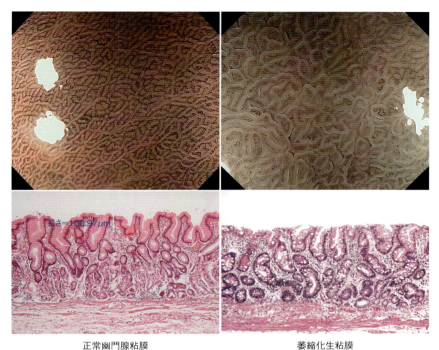

|正常幽門腺粘膜|萎縮化生粘膜|

図4 正常幽門腺粘膜と萎縮化生粘膜

　拡大観察し，自然と「ムンクの叫び」を想像できるようになれば…いかにもモテそう（？）です！

　こうした胃底腺萎縮に伴う粘膜上皮の見え方の変化については，すでに詳細な報告がなされています．モテ知識を充実させるためにも，ぜひ参考にしていただきたいところです．

モテ 文献 「胃と腸」

- 榊信廣．「消化管の拡大内視鏡観察 2007」4. 拡大内視鏡による分類 2) 胃 (1) pit pattern 分類．胃と腸 42(5)：597-603, 2007
  URL http://medicalfinder.jp/doi/abs/10.11477/mf.1403101052
  ☞ 胃粘膜表面を拡大観察すると胃腺口（胃小窩）と被蓋上皮で形成された pit pattern が観察されます．胃小窩単位の模様像を簡単に表現した筆者らの ABCD 分類は，さまざまな胃粘膜 pit pattern 分類の基本となっています．

- 八木一芳, 渡辺順, 中村厚夫, 他.「消化管の拡大内視鏡観察 2007」2. 胃 1) *Helicobacter pylori* 感染胃粘膜の拡大内視鏡観察—正常粘膜の観察所見も含めて— A-B 分類. 胃と腸 42(5)：697-704, 2007
    URL http://medicalfinder.jp/doi/abs/10.11477/mf.1403101068
    ☞ *H. pylori* 感染に伴う胃体部粘膜の構造変化は腺開口部（pit）の変化を反映しています. 炎症を伴うと小円形の腺開口部から開大した腺開口部・胃小溝へと変化し, 萎縮が高度となると胃小溝は連続して管状・うろこ状の粘膜となり, さらに腸上皮化生を合併すると連続した胃小溝はさらに深い溝となって絨毛状・顆粒状と変化する, など変化の様子が詳細に述べられています.
- 金坂卓, 上堂文也.「消化管拡大内視鏡診断 2016」胃：正常胃粘膜・慢性胃炎の拡大内視鏡像. 胃と腸 51(5)：588-593, 2016
    URL http://medicalfinder.jp/doi/abs/10.11477/mf.1403200619
    ☞ 正常胃底腺粘膜ではネットワーク状の上皮下毛細血管が円形の腺開口部を取り囲むパターン（foveolar type）が, 正常幽門腺粘膜では溝状の腺開口部により仕切られた畝状／乳頭状の上皮がコイル状の上皮下毛細血管を取り囲むパターン（groove type）が認められ, *H. pylori* 感染に伴い萎縮・腸上皮化生が高度な胃粘膜は groove type 粘膜に変化すると述べられています. また, LBC（light blue crest）や WOS（white opaque substance）が腸上皮化生で観察されることについても述べられています.

　萎縮境界を NBI で観察すると, 構造が明らかに異なることが分かります（図 5）.

　また, 必ずしも明瞭な境界を持っているわけではなく, 特に中間帯においては胃底腺の中に萎縮粘膜が入り混じっている像が観察され（図 6）, 萎縮がまだら状に進んでいく様子（図 7）が推察されます.

> **モテ Point!　NBI 拡大内視鏡診断の基本**
> - 白い縁取りは腺窩辺縁上皮を表し, 細胞がある程度規則正しく配列している場合に観察される.
> - 白い縁取りの様相が腺窩辺縁上皮の配列の状態を反映している.
> - 血管の走行からその骨組みともいえる腺管の配列を推測することができる.

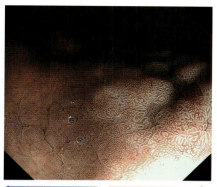

萎縮なし　　　　　萎縮あり

図5　萎縮境界のNBI像
萎縮のない部分は，きれいなround pitが観察される．萎縮のある部分は溝状・管状の構造がみられる．

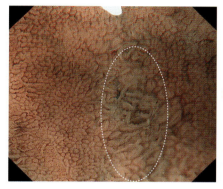

図6　萎縮の混在（強拡大観察）
白点線で囲んだ部分は溝状・管状の構造を呈しており，胃底腺の萎縮（すなわち胃底腺という足場をなくした腺窩がよじれた状態）がうかがわれる．周囲は網目状の血管構造が見られ，萎縮のない胃底腺が整列していると推察される．

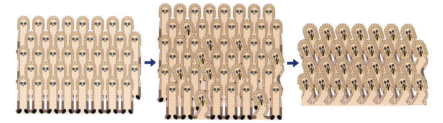

図7　萎縮がまだら状に進んでいくイメージ

癌と非癌の見分け方

拡大内視鏡による早期胃癌の診断は，
①境界線(demarcation line；DL)の有無をチェック．
　もし DL があれば，
②不整な微小血管構築像(irregular microvascular pattern；IMVP)や不整な表面微細構造(irregular microsurface pattern；IMSP)の有無をチェック．

というアルゴリズムが提唱されており，

「DL 陽性かつ IMVP/ IMSP のいずれかあるいは両方陽性の場合に癌と診断する」とされています．

モテ 文献 「胃と腸」

加藤元嗣，武藤学，上堂文也，他．「消化管拡大内視鏡診断 2016」胃：胃の拡大内視鏡による 3 学会合同診断体系．胃と腸 51(5)：582-586, 2016
URL http://medicalfinder.jp/doi/abs/10.11477/mf.1403200618
☞早期胃癌の拡大内視鏡観察において，日本消化管学会，日本消化器内視鏡学会，日本胃癌学会の 3 学会合同の診断体系が述べられています．

　もちろんこのアルゴリズムに従うことが診断の基本ですが，スムーズにアルゴリズムにはまらない病変があることも事実であると思います．

　「DL 陽性」とは，ある一線を隔てて明らかな形態変化を認める場合をいいます．この「明らかな」というのがポイントです．「明らかな」とは「だれが見ても」ということとほぼ同義です．"境界ありとしてよいかな，迷うなぁ…"というときは，すでに「明らかではない＝境界なし」ということになります．

　では，「不整あり」はどう判断すべきでしょう．細かい定義は成書を参照していただくことにしますが，ざっくりというと，周囲の正常部と比較して明らかに規則性のない形態をとった場合に「不整」と判断します．この「周囲と比較して」というところがポイントです．病変内を細かく見

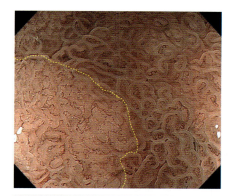

	癌	非癌
表面構造	やや不明瞭	明瞭
白い縁取りの幅	不均一	均一
血管の形状や方向	不均一	均一

図8　癌症例①（高分化型腺癌）
黄点線を境界として，左が癌，右が非癌である．

て教科書の所見のどれに当てはまるかを考えてもよいのですが，やっぱり迷うこともあります．自信もありません．そんなときは，周りを見渡せば非癌上皮が広がっているわけですから，それと比べてみればよいわけです．子どものころにやった"かたちくらべ"と同様です．周りと同じか，違うか．ただそれだけです．

　以上をまとめると，だれが見ても境界があって周囲の構造と比べて規則性のない形態をとっていれば「癌」と診断できるわけです（図8）．

　ただし，胃癌の背景には胃炎があることが多く，炎症による影響で規則性が乱れて見えたり，境界が分かりづらくなったりすることもあります．それが胃癌の鑑別に頭を悩ませる主な原因です．炎症とすべきか癌とすべきかを悩んだとき，下記のいずれかの所見を認めれば，強く癌を疑っていただきたいと思います．

・表面構造が周囲に比べて「密度が高いか不明瞭」

　分化型癌は腺管の増生を来すため，（一部の特殊型を除いて）密度が高くなります．また，白い縁取りが認識されなくなるほどの配列の乱れ（腺管の幅が狭い，腺窩が浅い，腺管形成がない，など）がある場合は，不明瞭となります．

・「白い縁取りの幅が不均一」

　癌では腺管の構造異型を反映して，縁の幅が太くなったり細くなったり，一部消え入るように不明瞭になったり(ghost-like disappearance)します(図9)．炎症であれば，縁の幅はほぼ一定なはずです．

・「血管の走行不整と口径不同」

　癌の不規則な構造を反映して血管の蛇行，方向性・分布の不均一化が起こります(走行不整)．また，血管径が不自然に太くなったり，細切れに見えたり，点線に見えたりします(口径不同)．これは，血管の足場ともいえる腺管構造に乱れが生じたことが主因と思われますが，その他にも血流のうっ滞や増生因子などが関与しているものと思われます．炎症であれば，(走行の多彩さがあったとしても)木が枝分かれするように太い血管から細い血管が分岐(樹枝状)して見えるはずです(図10)．

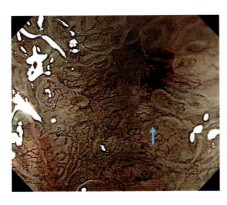

図9　癌症例②(低分化腺癌)
表面構造は不明瞭で，蛇行する血管が，方向性・分布共に不均一に見られる．
青矢印部分では，白い縁取りが消え入るように不明瞭化しており，腺管構造が失われていく様子が類推できる．

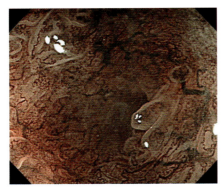

図10　胃炎症例
多彩な血管が見られるが，太い血管から徐々に枝分かれして細い血管になっている．

モテ Point! 胃癌のNBI拡大観察—「不整」

❶ NBI拡大観察における胃癌の診断
- 周囲と比較して明らかに規則性のない表面構造あるいは血管構造が見られた場合に「不整」と判断する．
- ある一線を隔てて明らかな形態変化を認め，病変内部に「不整」が見られた場合に癌と診断する．

❷ 「不整」と判断するコツ
- 表面構造の密度が高い，あるいは不明瞭．
- 白い縁取りの幅が不均一，あるいは一部不明瞭化．
- 血管の方向性，分布が不均一．
- 血管が点線状，細切れ状に見える．

正常粘膜

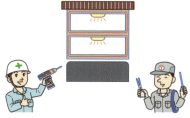

土台もしっかり．骨組みもしっかり，配線（血管）もきちんとしている．

萎縮粘膜

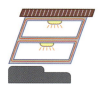

土台（胃底線）が浸食され，建物が傾くイメージ．

高分化型腺癌

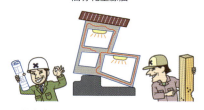

悪徳業者が作った粗悪な建物のイメージ．土台もがたがた（萎縮が背景），骨組みもがたがた．配線もがたがた．

低分化腺癌

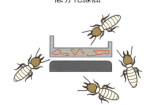

シロアリに食い尽くされたイメージ．もはや家ではない．骨組みも食べられた．こんがらかってしまった配線．

＜正常粘膜・萎縮粘膜・高分化型腺癌・低分化腺癌のイメージ＞

■ 文献　以下の書籍は胃拡大診断のいわゆる"教科書"です．

・八木一芳，味岡洋一．胃の拡大内視鏡診断．2版．医学書院，2014
・小山恒男．ESDのための胃癌術前診断．南江堂，2010
・八尾建史，松井敏幸，岩下明徳．胃拡大内視鏡．日本メディカルセンター，2009

しょーもない プチ モテ Point!

都市伝説！信じるか信じないかはあなた次第！　パート2

「Dieulafoy潰瘍」．みなさん，これってデュラフォイ潰瘍？？って読むんですか？　Dieulafoy潰瘍の読み方をインターネットで調べてみました．99％以上のネット記事，あるいは教科書にもデュラフォイ潰瘍と記載してあります．これって本当でしょうか？

　Dieulafoy潰瘍は1898年にフランス人外科医のDieulafoy（発音：デュラフォア）さんによって報告された疾患とされています．ということは，Dieulafoy潰瘍って正式にはデュラフォア潰瘍なのではないかと思ってしまうのは私だけでしょうか…．さらにいうと，Dieulafoyさんは外科医ではなく内科医のようです．この詳細については，

●並木正義．Dieulafoy潰瘍の概念と病態をめぐって．胃と腸 22(10)：1109-1112, 1987

を見ると非常におもしろいですよ．

　例えば，私が胃MALTリンパ腫で出現することがあると報告したtree like appearance(TLA)が40年後に，呼吸器内科の野中康一郎が報告した「TLA」とネット記事に記載されていたら，ちょっと悲しくないですか(笑)．

　次の地方会であなたが「Dieulafoy潰瘍」についての症例報告をするとき，あなたがデュラフォイ潰瘍というか，デュラフォア潰瘍というか．それを決めるのはあなた次第(笑)．

（野中康一）

III 胃

8 胃 NBI（2）

組織型って NBI 拡大観察で分かるの？
ポイントだけ教えてよ！

　NBI 拡大観察所見は前述のごとく腺管構造を反映しています．ということは，早期胃癌の組織型をある程度推察することも可能となります．組織学的な裏付けは，III-❷「早期胃癌　分化型？未分化型？　まずそこを見極めよう！」（76頁）をご参照いただき，ここでは主に NBI 拡大観察のポイントと画像を提示します．

組織型鑑別のカギはネットにある！

　早期胃癌の組織型診断をする場合，見るべきものは「ネット」です．
　「インターネット？」，いえ，違います．もちろんネット検索でヒントが見つかることもあるでしょう．しかし，ここでいうネットとは，「血管のネットワーク」のことです．
　組織型診断については，Nakayoshiら[1]が「高分化型では fine network pattern，未分化型では corkscrew pattern が見られる」と報告したのがはじまりです．その後もいくつかの報告がなされてきましたが，血管のネットワークの有無により分化度を予測するという原則は今でも変わりありません．

モテ文献 「胃と腸」

📖 吉田幸永，貝瀬満，米澤仁，他．「消化器の拡大内視鏡観察 2007」4．拡大内視鏡による分類　2）胃　（2）血管パターン分類．胃と腸 42(5)：604-612, 2007
　URL http://medicalfinder.jp/doi/abs/10.11477/mf.1403101053
　☞ 表面陥凹型胃癌の異常微小血管は網目状（network）pattern と縮緬状（corkscrew）pattern に大別でき，各々分化型腺癌と低分化型腺癌にほぼ対応するため，癌存在診断と同時に組織型予測が可能であることが述べられています．

📖 竹内洋司，飯石浩康，上堂文也，他．胃癌組織型診断―VS classification system に沿った形態所見分類（案）．胃と腸 46(6)：943-955, 2011
　　URL http://medicalfinder.jp/doi/abs/10.11477/mf.1403102260
　☞早期胃癌の組織型診断に関する狭帯域光観察併用拡大内視鏡所見について，VS classification system に沿った形態所見分類を考案し検討しています．ネットワーク形成の有無と表面微細構造の整・不整を組み合わせることで，陥凹性病変では分化型癌，未分化型癌の鑑別ができる可能性を示すことができたと報告しています．

　では，ネットワークとは何でしょう？

　血管は基底膜に沿うように存在し，正常の胃底腺領域では腺開口部を取り囲むように網目状に観察されました〔「Ⅲ-❼ 胃 NBI(1)」(146 頁)参照〕．癌であっても，同じように基底膜に沿うように血管は存在するはずです．

　ネットワークを形成するためには，その骨組みである腺管がある程度規則性を持って存在しないといけません．

　つまりネットワークとは「腺管がある程度規則性を持って存在している」ことの裏返しであり，ある程度規則性を持った癌といえば高分化型腺癌ということになります．

高分化型腺癌のポイントって何なの？

　高分化型腺癌と診断するポイントは，「病変内の血管にネットワーク形成があること」です．前述のごとくネットワーク形成があるということは，血管の足場ともいえる腺管構造が存在しているのだと類推できます(図 1)．

　このネットワークを形成するパターンは mesh pattern とも呼ばれています(図 2)．

　一方，高分化型腺癌には，うろこ状あるいは絨毛状の粘膜模様を呈

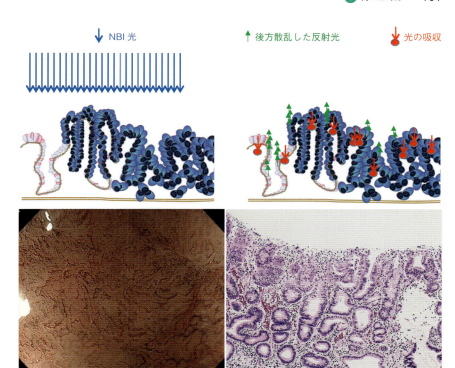

図1　腺管構造
癌部では，腺窩の構造が不整となるため，光の反射や吸収もまちまちとなり，白い縁取りの大小不同や不明瞭化が起こる．これが癌部で表面構造や血管構造が不整に見える理由である．表面構造が不明瞭でも，高分化型腺癌では血管の分布が比較的均一であり，足場である腺管構造の存在を類推できる．

し，その内部に血管が観察される loop pattern もあります（図3）．

　これは腺管構造の差によるものですが，ざっくりいうと，腺管が比較的まっすぐ立っていると mesh に見えて，少し斜めになっていると loop に見えます．

　mesh pattern からはその骨組みとなる腺管構造が類推されますし，loop pattern はそもそも模様（白い縁取り＝腺窩辺縁上皮）を有することから，やはり腺管構造が類推されます．このように腺管構造を反映した所見が認められれば，それは分化型癌としてよいと思われます．

　ただし，白い縁取りは腺管密度が高い場合や腺窩が浅い場合は不明瞭

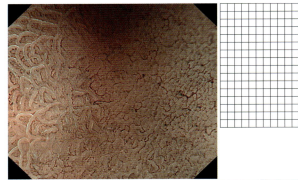

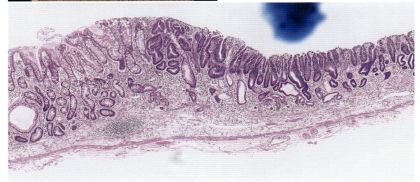

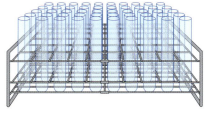

イメージは，試験管立て

図2　mesh pattern

となることがあるので注意が必要です．また，白い縁取りが観察されるといっても，組織の異型度によって見え方もさまざまに変わります．病変全体に比較的均一に白い縁取りが見られ，血管のネットワーク形成が見られれば，まず高分化型腺癌だと判断してよいでしょう．

　ただ，そんなに単純であれば，NBI拡大と聞いただけでアレルギー反応を起こす人も多くはなかったでしょう．実は，きれいなネットワー

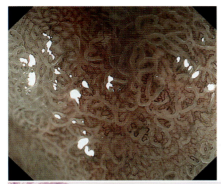

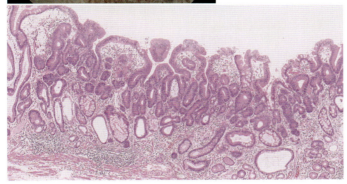

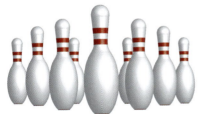

イメージは，ボーリングのピン

図3 loop pattern

クを形成する高分化型腺癌はそれほど多くはありません．高分化型腺癌の約半数程度だったという報告[2]もあります．きれいではないネットワーク，網になりきれない網…．そもそも正常の胃底腺領域で見えるのがきれいなネットワークだとしたら，癌できれいに見えるはずもなく，網になりきれない網が多くなるのも納得がいきます．

　逆にきれいすぎる網も厄介です．異型の弱い超高分化型腺癌などは，

まず癌と診断することすら難しいとされています．

モテ 文献 「胃と腸」

八尾建史，長浜孝，田邊寛，他．胃腫瘍性病変の拡大内視鏡診断―拡大内視鏡診断の限界．胃と腸 46(6)：903-914, 2011
URL http://medicalfinder.jp/doi/abs/10.11477/mf.1403102256
☞ VS classification においては癌と診断するためには境界線があることが必須とされている．本論文では境界診断が困難な限界病変について検討がなされており，構造異型の弱い超高分化腺癌や未分化型癌が限界病変として挙げられている．

モテ Point! NBI 拡大観察における高分化型腺癌の診断

- 高分化腺癌では，腺管構造を反映した白い縁取りが観察される．
- 表面構造が不明瞭な場合は，血管分布から腺管の有無を類推する．
- 血管分布が比較的均一でネットワーク形成が見られれば，足場である腺管が存在するはずである．

網の形が崩れまくり，もはや網といえない状態のものは，後述の irregular mesh pattern と呼ばれ，中分化型腺癌を疑う根拠となります．

「骨組みが類推できない」あるいは「骨組みがあると思うけど，視覚化して確かめたい」というときは，1.5％酢酸を撒布して表面構造を浮き上がらせて判別することもできます（図4）．

ただ，光の当たり方や角度，倍率によっても見え方が変わってきます．弱拡大にして斜めから観察したりすると見えづらかった構造が見えてくる場合もあるため，試してみるとよいでしょう．

中分化型腺癌のポイントって何なの？

中分化型腺癌は腺管構造を作りはしますが，高分化型腺癌に比べて構造異型が強く，癌腺管が癒合したり小型化したりします．そのため，NBI 拡大観察で見える白い縁取りも，融合や不明瞭化など多彩な所見を呈します．血管構造においても，太さや長さに多彩な変化が加わりま

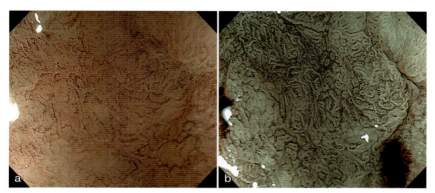

図4　酢酸撒布下NBI拡大観察（高分化型腺癌）
a：NBI拡大観察では表面構造は不明瞭.
b：酢酸を撒布すると表面構造が浮かびあがり，明瞭に観察される.

す．先ほどのmesh patternの中でも，血管に口径不同が目立ち，走行不整や断裂が出現する像をirregular mesh patternと呼び，中分化型腺癌を疑う根拠となります（図5）．

　高分化型腺癌に比べて細かくてクルクルと小さなループを描く血管が多く見られるのも特徴ではないかと思います．
　分化型腺癌なのだけど，「ちょっと所見がハデ」「どう贔屓目に見ても網とはいえない」というのが中分化腺癌を疑うポイントです（図6）．
　ただし，中分化型腺癌は高分化型腺癌と混在することも多く，明確な線引きはありません．

モテ 文献 「胃と腸」

□ 八木一芳，佐藤聡史，中村厚夫，他．5. 早期胃癌の画像診断　3) 範囲診断のための精密検査　(3) 拡大内視鏡検査—NBI併用拡大内視鏡と"化学的"内視鏡診断．胃と腸　44(4)：663-674, 2009
　URL http://medicalfinder.jp/doi/abs/10.11477/mf.1403101637
　☞ 分化型腺癌で観察されるmesh patternとloop patternについて，詳細に記載されています．また，酢酸を併用したNBI拡大内視鏡所見にも言及しています．

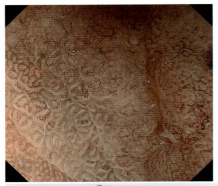
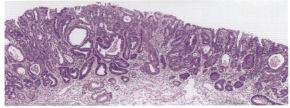

図5 irregular mesh pattern
mesh pattern の中でも，血管に口径不同が目立ち，走行不整や断裂が出現する像を irregular mesh pattern と呼び，中分化型腺癌を疑う根拠となります．

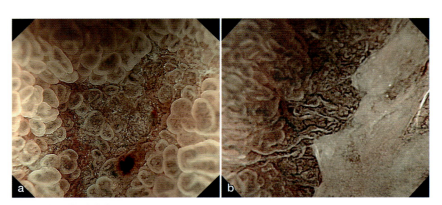

図6 中分化型腺癌のバリエーション
a：表面構造の融合や不明瞭化が見られます．血管も細かく小さなループを描くようなものが見られます．
b：表面構造の不明瞭化が見られます．血管構造にも多彩さが増し，太く横走するような血管が見られます．

> **モテPoint!** NBI拡大観察における中分化型腺癌の診断
> - 中分化型腺癌では，癌腺管が癒合したり小型化したりするため，白い縁取りも融合や不明瞭化を起こしやすくなる．
> - 血管に口径不同が目立ち，走行不整や断裂が出現する irregular mesh pattern が見られる．

低分化腺癌のポイントって何なの？

　低分化腺癌は腺管構造が破壊されているため，基本的に白い縁取りは観察されません．内部の血管は，腺管という足場がないため，細く断片的です（図7）．

　また，1.5％酢酸を撒布しても表面の構造は観察されません．
　低分化型腺癌の血管の特徴はネットワーク形成がないことです．典型的な所見としては，前述の corkscrew pattern，そして，wavy microvessels（不規則に分岐・蛇行しながら次第に細まっていく血管）が挙げられます．その他，いろいろな名前で呼ばれることがありますが，要するに細くてちりちりとした血管が特徴です．
　典型的な低分化腺癌では，血管密度の低下や表面微細構造の不明瞭化が見られるとされますが，腺頸部を這うだけの初期の段階では構造がまだ残っているため，窩間部の開大から類推するしかない場合もあります（図8）．

　その場合はむしろ白色光による色調の変化に気付くことが有用です．
　低分化腺癌は，腺管の破壊の程度によって見え方が変わってくることに留意する必要があります（図9）．

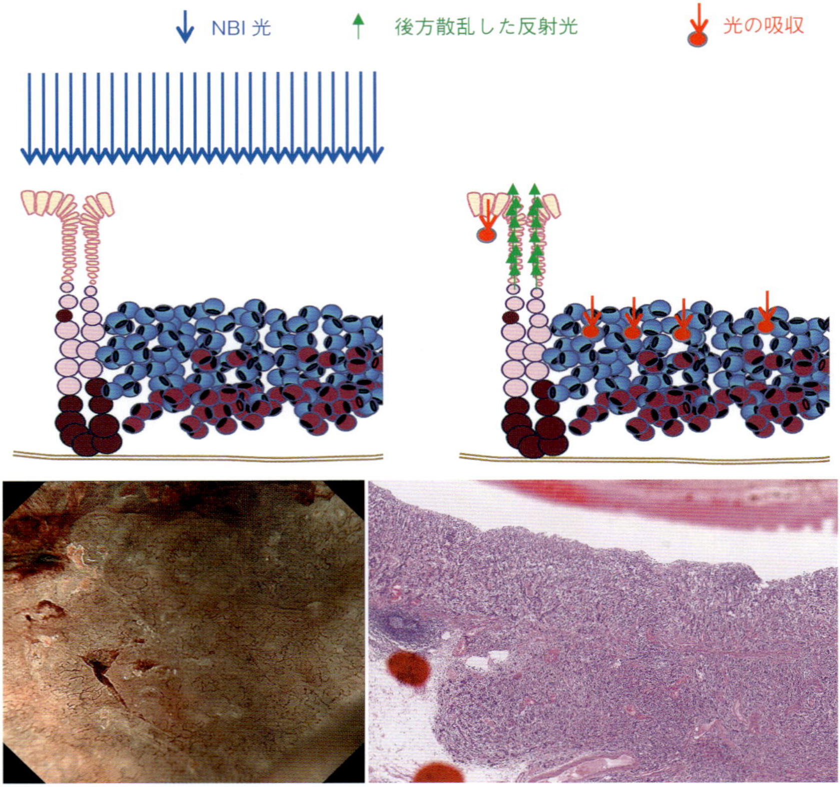

図7 低分化腺癌①

非癌部では，腺窩辺縁上皮による後方散乱で白い縁取りが観察されるが，癌部では腺管構造がないため白い縁取りは観察されない．内部には細くて規則性のない血管が散見される．

モテ 文献「胃と腸」

📖 小林正明，佐藤裕樹，橋本哲，他．「消化管拡大内視鏡診断2016」拡大内視鏡による胃癌の組織型の診断—未分化型癌．胃と腸 51(5)：622-633, 2016
　URL http://medicalfinder.jp/doi/abs/10.11477/mf.1403200623

☞ 未分化型腺癌で観察される所見は，①窩間部開大，② wavy micro-vessels，③ corkscrew pattern の3つとしており，詳細な検討がなされています．また，窩間部開大しか認めない症例も存在すると述べています．未分化型腺癌の拡大内視鏡診断では，癌自身の所見ではなく，癌と非癌上皮との複合所見を観察していることを理解する必要があると結論づけています．

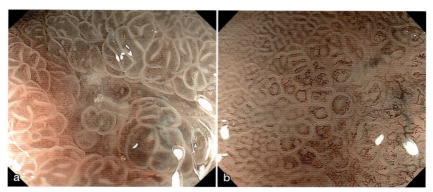

図8 低分化腺癌②
a, b：窩間部の開大により，未分化型腺癌の進展が推測される．

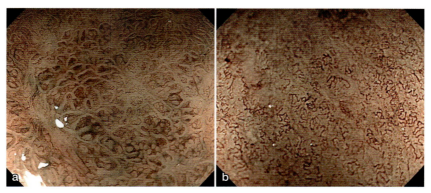

図9 低分化腺癌のバリエーション
a：窩間部の開大が見られ，ところどころで構造の不明瞭化が認められる．腺頸部を這う低分化腺癌により腺管が破壊されてきている様子が推察される．
b：構造が失われ，wavy micro-vessels（互いに連結せず，曲線や螺旋を描きながら細り，先が追えなくなるように消失していく血管）が見られる．

> **Point! NBI拡大観察における低分化腺癌の診断**
> - 低分化腺癌は腺管構造が破壊されており，白い縁取りは観察されない．内部の血管は足場がないため，細く断片的である．
> - ネットワーク形成はなく，細くてちりちりとした血管が特徴．
> - 腺頸部を這うだけの初期の段階では構造がまだ残っているため，窩間部の開大から類推するしかない場合もある．

以上が，NBI拡大観察における組織型類推のポイントです．

ただし，NBI拡大観察での組織型診断は決して容易ではなく，次の小山らのモテ文献「胃と腸」では，正診率は66％程だったという報告があります．また，酢酸NBI拡大観察にすると正診率が91％へ上昇したとも報告されているため，迷った際にはぜひ併用してみることをお勧めします．

モテ 文献 「胃と腸」

📖 小山恒男，友利彰寿，岸埜高明，他．拡大内視鏡による胃癌組織型診断．胃と腸 46(6)：933-942, 2011
URL http://medicalfinder.jp/doi/abs/10.11477/mf.1403102259

☞ NBI拡大内視鏡観察において約3mmの関心領域を設定し，組織診断の正診率を詳細に検討しています．拡大内視鏡所見は表面構造と血管構造に分け，表面構造が不明瞭な場合は血管構造に基づいて組織型診断していますが，その場合の正診率は高分化型69％，中分化型58％，低分化型50％で合計66％であったと報告しています．一方，酢酸NBI拡大内視鏡による組織型診断の正診率は高分化型90％，中分化型92％，低分化型100％であり，酢酸撒布NBI拡大内視鏡が胃癌組織型診断に有用であったと結論づけています．組織型診断においてぜひ参考にしたい論文です．

また，胃癌は組織混在型が多く存在することにも留意しないといけません．その中でも，分化型腺癌ではpap＋tub混在癌の診断は難しいとされています．また，表面構造の不明瞭化やnon-network血管，wavy micro-vesselsが観察された場合には未分化型組織の混在を推測できるとされますが，粘膜中層以深でpor成分が存在するものは診断が困難であったとも報告されています．

モテ 文献 「胃と腸」

📖 八木一芳，坂暁子，野澤優次郎，他．組織混在型早期胃癌の内視鏡的特徴—拡大内視鏡．胃と腸 48(11)：1609-1618, 2013
URL http://medicalfinder.jp/doi/abs/10.11477/mf.1403113970

☞ NBI拡大内視鏡観察における組織混在型早期胃癌の特徴について，詳細に検討されています．pap成分は球状粘膜模様の中にloop状血管が観察される拡大像が典型であるが，その拡大像と乳頭状構造を呈するtubとの鑑別が困難でpap＋tub混在癌の診断は難しかっ

たとしています．また，por 成分が粘膜中層以深で tub から por に移行する病変では por 成分を診断することは困難であったことも示しています．

📖 小山恒男，高橋亜紀子，友利彰寿，他．組織混在型早期胃癌の内視鏡的特徴―拡大内視鏡．胃と腸 48(11)：1619-1628, 2013
　　URL http://medicalfinder.jp/doi/abs/10.11477/mf.1403113971
　　☞ ESD を施行した早期胃癌症例について，肉眼型別に組織型と内視鏡所見の相関を検討しています．pap 成分を有する 0-I 型癌は未分化混在を念頭に置く必要があること，腫瘍径が 30 mm を超えると，分化混在型や未分化混在型の頻度が増加すること，拡大内視鏡観察にて，表面構造の不明瞭化や，non-network 血管が観察された場合は，未分化混在型の術前診断が可能であったことなどが示されています．

◆モテ one point！◆

さて，pap という言葉が出てきました．この pap ＝乳頭腺癌は分化型の中でも管状腺癌に比べて悪性度が高いとされています．その特徴的な NBI 拡大観察所見として，VEC pattern を紹介したいと思います．これは，円形上皮内血管パターン（vessels within epithelial circle）の略で，円形の腺窩辺縁上皮（ここでいう白い縁取り）で囲まれた円形の窩間部上皮下に血管が存在する所見のことをいいます．VEC pattern 陽性の胃癌は組織学的乳頭構造を有することが多く，未分化型の混在や粘膜下層浸潤の可能性があるため注意が必要とされています．

なお，VEC pattern の画像は，column ①：「モテるための 必要最低限『胃 NBI 用語』」（173 頁）を参照してください．

モテ 文献「胃と腸」

📖 金光高雄，八尾建史，長濱孝，他．「消化管拡大内視鏡診断 2016」胃：拡大内視鏡による胃癌の組織型の診断―分化型癌．胃と腸 51(5)：615-620, 2016
　　URL http://medicalfinder.jp/doi/abs/10.11477/mf.1403200622
　　☞ NBI 拡大内視鏡検査で捉えた VEC pattern の存在が，組織学的乳頭状構造の存在と非常に強い相関を有することを示しています．また VEC pattern 陽性群は陰性群に比べ，高頻度に未分化型混在，粘膜下層浸潤が認められることも示しています．

NBI 拡大内視鏡で，どうしても迷うときは，インジゴカルミン撒布や酢酸撒布，あるいは白色光での色合いなどから総合的に判断する姿勢が望ましいでしょう．

■ 文献

1) Nakayoshi T, Tajiri H, Matsuda K, et al. Magnifying endoscopy combined with narrow band imaging system for early gastric cancer : correlation of vascular pattern with histopathology (including video). Endoscopy 36 : 1080-1084, 2004
2) 竹内洋司, 飯石浩康, 上堂文也, 他. 胃癌組織診断—VS classification system に沿った形態所見分類(案). 胃と腸 46(6) : 943-955, 2011

column 1 モテるための必要最低限「胃NBI用語」

　LECS, WOS, DL, LBC, MJK, POEM, ESD, WGA, VEC, WZ, MCE, TLA, VSCS. この略語のうちいったいいくつが，胃NBI診断で用いる用語でしょうか？

　決してバカにしているわけではありません．意外と全部は正式名称も含めていえないという先生もいらっしゃるのではないでしょうか．

　今すぐこの項をお読みになり，後輩医師からの質問に備えたほうがよいでしょう．

　このコラムで述べるこれらの用語（略語）は，深夜2時に眠気に襲われながら，私が思いついた用語の中で学会や研究会などでも比較的一般的に使用されている「胃NBI用語」を独断と偏見で列挙したものです．

　これらの用語を使用するときは，各々の自己責任でお願いいたします（笑）．

　それぞれの用語に関する詳細は，各用語に関する論文や成書をご参照ください．

　また，この項に掲載されていない用語でも重要な用語がございます．あらかじめご了承ください．ちなみに順不同です．

● LBC（light blue crest）：
Uedoら[1]によって報告された腸上皮化生に特徴的な所見である．定義は，胃粘膜表層に見られる青白い光の線とされている（図1）．LBCは非腫瘍粘膜のみでなく，一部の上皮性腫瘍においても観察されるとされている．

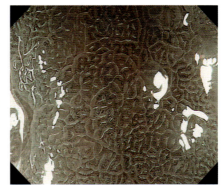

図1　LBC

・文献1）Uedo N, Ishihara R, Iishi H, et al. A new method of diagnosing gastric intestinal metaplasia：narrow-band imaging with magnifying endoscopy. Endoscopy 38：819-824, 2006

　LBCについての論文を読み，初めて自分自身でLBCを経験したとき，MJK（女子高生用語で「まじか」の略語）と感動したのを鮮明に覚えている．

● MCE(marginal crypt epithelium)：病理学的な用語であり，腺窩辺縁上皮のことである．八尾建史先生の下記文献2)をご参照いただきたいが，腺窩辺縁上皮(MCE)にNBIの青色狭帯域光を投射すると，後方散乱の集積のため白い縁取りとして観察されると記載されている．本書の田沼先生の「Ⅲ-❼. 胃NBI(1)，Ⅲ-❽. 胃NBI(2)」の項もご参照ください．

・文献2)八尾建史．正常胃粘膜におけるNBI併用拡大内視鏡所見の成り立ち．胃拡大内視鏡．日本メディカルセンター，pp75-87, 2009

● WZ(white zone)：八木ら[3, 4]はNBI観察で粘膜模様が白色調の縁取りとして視認される所見をwhite zoneと命名している．NBIで観察される白縁から粘膜の模様を認識して「管状」「うろこ状」などといった粘膜模様の特徴を表現し，拡大内視鏡診断に使用している．すなわち，内視鏡画像用語であり，病理学的用語であるMCEとは別個と考えるべきであろう．

詳しく勉強したい方は，下記文献3)，4)をご参照ください．

・文献3)八木一芳，味岡洋一．正常胃粘膜の通常および拡大内視鏡像．胃の拡大内視鏡診断，2版．医学書院，p12, 2014
・文献4)Yagi K, Nozawa Y, Endou S, et al. Diagnosis of early gastric cancer by magnifying endoscopy with NBI from viewpoint of histological imaging：mucosal patterning in terms of white zone visibility and its relationship to histology. Diagn Ther Endosc, 2012

● VEC(vessels within epithelial circle)pattern：Kanemitsuら[5]によって報告された乳頭腺癌を含む組織学的乳頭状構造を捉えた特異的なNBI所見である．VEC patternを有する分化型癌は，有さない分化型癌と比べて未分化型混在や粘膜下層浸潤を認める頻度が高いとされている．所見は円形のMCEで囲まれた窩間部上皮の間質に血管が存在する像である(図2)．

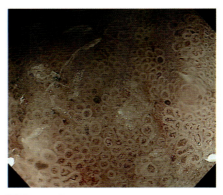

図2　VEC

- 文献5）Kanemitsu T, Yao K, Nagahama T, et al. The vessels within epithelial circle (VEC) pattern as visualized by magnifying endoscopy with narrow-band imaging (ME-NBI) is a useful marker for the diagnosis of papillary adenocarcinoma：a case-controlled study. Gastric Cancer 17：469-477, 2014

●**WGA（white globe appearance）**：Doyamaら[6,7]によって報告され，早期胃癌上皮内の血管の下に存在する1mm未満の白色の球状物とされている（図3）.

　WGAは癌に特異的な組織学的マーカーとすでに報告されているIND（intraglandular necrotic debris）という，拡張した腺管内部に貯留した壊死物質に対応しているとされている．特異度が極めて高いため，WGAが存在すれば高い確率で非癌と癌を鑑別しうる所見と考えられる．

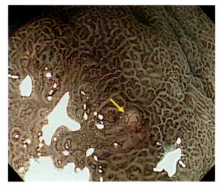

図3　WGA

- 文献6）Doyama H, Yoshida N, Tsuyama S, et al. The "white globe appearance" (WGA)：a novel marker for a correct diagnosis of early gastric cancer by magnifying endoscopy with narrow-band imaging (M-NBI). Endosc Int Open 3：E120-124, 2015
- 文献7）土山寿志，中西宏佳，津山翔，他．「消化管拡大内視鏡診断2016」胃：拡大内視鏡による胃炎，腺腫，胃癌の鑑別診断．胃と腸 51（5）：594-603, 2016
  URL：http://medicalfinder.jp/doi/abs/10.11477/mf.1403200620

●**WOS（white opaque substance）**：Yaoら[8]によって報告された，隆起型胃腫瘍における上皮下毛細血管の視認性を低下させる白色物質である（図4）.

　現在ではYaoら[9]によってWOSの正体が，上皮内あるいは上皮下への脂肪の沈着であることが証明されている．WOSは，その形状の違い（整・不整）が腺腫と癌の鑑別に有用であるとされている．腫瘍のみならず，腸上皮化生粘膜においてもしばしば観察される．

- 文献8）Yao K, Iwashita A, Tanabe H, et al. White opaque substance within superficial elevated gastric neoplasia as visualized by magnification endoscopy with nar-

row-band imaging : a new optical sign for differentiating between adenoma and carcinoma. Gastrointest Endosc 68 : 574-580, 2008
・文献9）Yao K, Iwashita A, Nambu M, et al. Nature of white opaque substance in gastric epithelial neoplasia as visualized by magnifying endoscopy with narrow-band imaging. Dig Endosc 24 : 419-425, 2012

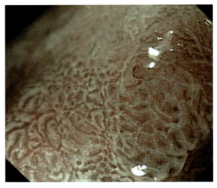

図4　WOS

●VSCS（VS classification system）：Yaoら[10]によって報告された極めて分かりやすい拡大内視鏡による新しい胃癌の診断体系で，微小血管構築像（microvascular pattern；V）と表面微細構造（microsurface pattern；S）に分けて解析し，一定の診断基準に照らし合わせて診断する．関連学会からDL（demarcation line）の有無とVSCSを用いた早期胃癌診断のアルゴリズム（magnifying endoscopy simple diagnostic algorithm for early gastric cancer（MESDA-G）が発表されている．

　胃のNBI拡大診断を勉強するモテたい内視鏡医は下記参考文献10),11),12)が必読である．

・文献10）：Yao K, Anagnostopoulos GK, Ragunath K. Magnifying endoscopy for diagnosing and delineating early gastric cancer. Endoscopy 41 : 462-468, 2009
・文献11）：八尾建史．胃粘膜におけるNBI併用拡大内視鏡所見の成り立ちと診断体系（VS classification system）．胃と腸 46(8)：1279-1285, 2011
URL：http://medicalfinder.jp/doi/abs/10.11477/mf.1403102315

・文献12）：Muto M, Yao K, Kaise M, et al. Magnified endoscopy simple diagnostic algorithm for early gastric cancer（MESDA-G）. Dig Endosc 28(4)：379-393, 2016

●TLA（tree like appearance）：筆者[13]〜[15]が提唱した胃MALTリンパ腫などの表層型胃悪性リンパ腫で認めることがある所見である．詳細は本書の（「Ⅲ-❿ 胃MALTリンパ腫（186頁）」）を参照ください．注意点としては，胃MALTリンパ腫全例に出現するわけではないこと，Mantleリンパ腫などでも認めることが報告されていることである．TLAを認める症例では，診断のみならず，治療の効果判定においても極めて有用である．

・文献13）：野中康一，伴慎一．「消化管拡大内視鏡診断2016」胃：胃MALTリンパ

腫の拡大内視鏡診断．胃と腸 51(5)：634-640, 2016
URL：http://medicalfinder.jp/doi/abs/10.11477/mf.1403200624
- 文献 14）：Nonaka K, Ohata K, Matsuhashi N, et al. Is narrow-band imaging useful for histological evaluation of gastric mucosa-associated lymphoid tissue lymphoma after treatment? Dig Endosc 26：358-364, 2014
- 文献 15）：Nonaka K, Ishikawa K, Arai S, et al. Magnifying endoscopic observation of mantle cell lymphoma in the stomach using the narrow-band imaging system. Endoscopy 42(Suppl 2)：E94-95, 2010

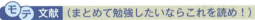

📖 胃と腸 51 巻 5 号（2016 年増刊号）「消化管拡大内視鏡診断 2016」
　　URL http://mecicalfinder.jp/toc/1403/2016/51/5

（野中康一）

III 胃

❾ 胃粘膜下腫瘍
所見は SMT をクリックしてるだけなの？
そんなの内視鏡医じゃないよ！

　胃粘膜下腫瘍（submucosal tumor；SMT）の内視鏡診断はとても簡単です．粘膜が盛り上がった非上皮性病変を見つけたら，ソ○ミオシステムで「胃粘膜下腫瘍（SMT）」を選択するだけです．
　「おーーーい」と突っ込みたくなります．
　プライドはないのか‼　これだけなら内視鏡医の仕事ではありません．内視鏡を口から入れて，そして抜くことができる「医者」であれば誰でもできます．内視鏡医である必要性さえありません．透視や超音波内視鏡に命を捧げているわが友人の濱本先生なら，こんな現実を見たら泣いてしまうかもしれません…．
　しかし，これが多くの内視鏡室で日々行われている「日常」なのではないでしょうか．最終的には組織診断がなければ自分の内視鏡診断が正しかったのか否か分かりません．胃粘膜下腫瘍は多くの場合経過観察となるため，自分の内視鏡診断が本当に正しかったのか分からないまま終わってしまうのです．
　しか～し，先人の蓄積された知識とデータをもとに類推することは可能です．類推（妄想）して，90％程度当たれば「モテる」と思いませんか？類推（妄想）するにもやはり，ルーチンが重要です．筆者の勉強会で教えている胃粘膜下腫瘍の診断のルーチンをお示しします．

モテる！　胃粘膜下腫瘍の診断ルーチン

　まずは「Ⅰ-❶ 読影の基本」の「病変があった場合の読影ルーチン（3頁）」をご参照ください．上皮性腫瘍であろうと，粘膜下腫瘍であろうと，読影のルーチンは一緒であるべきです．一緒でなければルーチンとはいえません．

①背景胃粘膜は？？？　これはあとで説明しますが，胃カルチノイドの背景胃粘膜は胃前庭部と比較して胃体部の萎縮の強いA型胃炎(自己免疫異常)であることが多いのです．そのため，背景胃粘膜の読影は上皮性腫瘍同様に重要です．

　あとは，②どこに？，③どのくらいの(サイズ)？，④どういう形態の(詳細に)？，⑤粘膜下腫瘍があります．という流れになります．②どこに？，も重要です．例えば

> **モテ Point!**　**胃粘膜下腫瘍の好発領域**
> - 胃カルチノイドはECL細胞が分布する胃底腺領域に好発する．
> - 胃GISTはU，M領域に多いとされている．
> - 迷入膵は前庭部が好発部位．

モテ 文献「胃と腸」

- 平川克哉，松本主之，中村昌太郎，他．「消化管の粘膜下腫瘍2004」消化管カルチノイドの診断と治療 1) 胃．胃と腸 39(4)：575-582, 2004
  URL http://medicalfinder.jp/doi/abs/10.11477/mf.1403100498
  ☞胃カルチノイドの診断と治療について，より深い知識を得ることができます．p.575右段下より，胃カルチノイドの病態と臨床分類について説明されています．

- 小澤広，門馬久美子，吉田操，他．「消化管の粘膜下腫瘍2004」消化管粘膜下腫瘍の内視鏡診断：通常内視鏡所見からみた鑑別診断 1) 上部消化管．胃と腸 39(4)：446-456, 2004
  URL http://medicalfinder.jp/doi/abs/10.11477/mf.1403100485
  ☞p.452に「胃GIST」について，典型例のきれいな写真とともに疾患特徴と鑑別のポイントが報告されており，p.452の右段下より「迷入膵」について，胃の良性粘膜下腫瘍のうちGISTに次いで多いことなど，写真とともに疾患特徴と鑑別のポイントが報告されています．

- Nonaka K, Ban S, Hiejima Y, et al. Status of the gastric mucosa with endoscopically diagnosed gastrointestinal stromal tumor. Diagn Ther Endosc 2014：429761, 2014

　ここから先は，胃粘膜下腫瘍の診断ルーチンに移ります．④どういう形態の(詳細に)？です．まずは生検鉗子で，病変を「つんつん」してみてください．

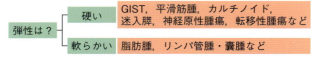

図1 弾性判定のフローチャート

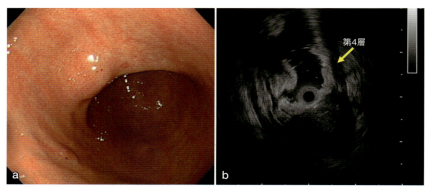

図2 弾性硬・可動性不良の胃粘膜下腫瘍
a：通常白色光観察像．胃体下部小彎前壁よりに15 mm大の立ち上がりのなだらかな粘膜下腫瘍を認める．
b：超音波内視鏡像．第4層と連続する低エコー腫瘍を認める（黄矢印）．

「つんつん」して，硬いのか，軟らかいのかを判定します．これで図1のフローチャートのように分かれます．

次は可動性を判定してみましょう．可動性の判定は，その意味を考えなければいけません．可動性が不良ということは，その腫瘍が筋層由来であるか，あるいは筋層とくっついているということを意味しています（図2）．

> **モテPoint!** 粘膜下腫瘍の可動性
> ● 粘膜下腫瘍の可動性が不良ということは，その腫瘍が筋層由来であるか，あるいは筋層とくっついていることを意味している．

単発か多発かも重要です．胃体部に弾性硬の粘膜下腫瘍が複数個存在していれば，カルチノイドを疑っていきましょう．そこで効いてくるのが背景胃粘膜です．A型胃炎（胃体部の萎縮が強くて，胃前庭部がきれ

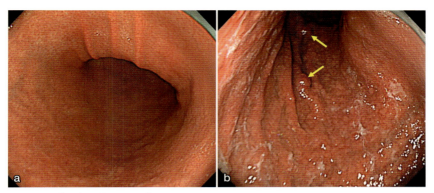

図3 A型胃炎を背景に発生した胃カルチノイド
a：胃前庭部から胃体下部にかけての粘膜は萎縮のないきれいな粘膜である．
b：胃体部粘膜には白濁粘液がべっとりと付着し，萎縮と腸上皮化生を認める．胃体中部大彎には粘膜下腫瘍を認める（黄矢印）．ESDの結果，カルチノイドの診断に至った．

い）であれば，やはりカルチノイドで間違いないであろうということになります（図3）．

逆にいうと，粘膜下腫瘍を認め（生検でカルチノイドの診断がついている場合にも），A型胃炎を疑う場合には，他にも粘膜下腫瘍がないか，もう一度胃全体を観察し直すべきでしょう．

注意!! 厳密にはカルチノイドは上皮性腫瘍ですが，粘膜深層から発生し，増殖の主体が粘膜下層以下です．

弾性硬で可動性不良であれば，筋層に由来した GIST（gastrointestinal stromal tumor），平滑筋腫を鑑別に挙げましょう．

弾性硬のカルチノイドの診断は上述したとおりです．迷入膵は好発部位（胃前庭部）で比較的容易に診断できます（図4）．さらに，隆起の頂部に開口部のような陥凹を認めれば，ほぼ間違いないでしょう．

転移性腫瘍（図5：乳癌の胃転移）は，もちろん基礎疾患という臨床情報が重要になります．中央に潰瘍を伴うことが多いとされています．

モテPoint! 転移性胃腫瘍の原発巣
- 原発巣としては肺癌，食道癌の頻度が高い．

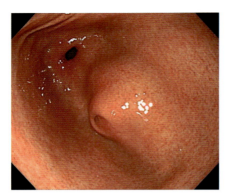

図4　迷入膵

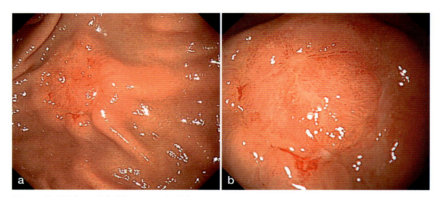

図5　転移性胃腫瘍（乳癌の胃転移）

モテ 文献 「胃と腸」

📖 小澤広，門馬久美子，吉田操，他．「消化管の粘膜下腫瘍2004」消化管粘膜下腫瘍の内視鏡診断：通常内視鏡所見からみた鑑別診断 1) 上部消化管．胃と腸 39 (4)：446-456, 2004

URL http://medicalfinder.jp/doi/abs/10.11477/mf.1403100485

☞内視鏡検査における粘膜下腫瘍の鑑別ポイント，粘膜下腫瘍の頻度，代表的な疾患の鑑別ポイントが美麗な写真とともに報告されています．なお，粘膜下腫瘍を発見した場合は，①形状，②占居部位，③大きさ，④色調，⑤表面性状，⑥陥凹の有無，⑦潰瘍形成の有無，⑧硬さ，⑨多発性の有無などに注意して観察すべきと述べています．より一段上を目指す方はぜひ熟読してください．

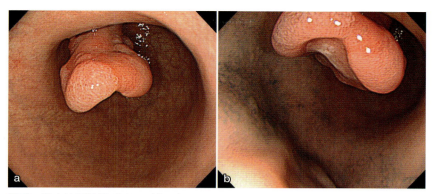

図6　炎症性類線維ポリープ（IFP）
通常白色光観察で亀頭様の所見を認める.

　モテるかモテないかは別にして，④どういう形態の？（詳細に），で覚えておいて損がないものとして，胃前庭部に亀頭様の粘膜下腫瘍を認めた場合は炎症性類線維ポリープ（inflammatory fibroid polyps；IFP）と診断しておけば正診率が上がるかもしれません（図6）.

　粘膜下腫瘍の診断においては超音波内視鏡（EUS）所見も極めて重要です．ただし，どこの施設でも，どの症例にでも行えるわけではありません．やはり基本は通常観察所見です.

　EUS所見としては，低エコー腫瘍ということであれば，GIST，平滑筋腫，カルチノイド，神経鞘腫などが鑑別に挙がってくるでしょう．これでは，フローチャートを見て分かるように，鉗子で「つんつん」して硬いと判断した情報とそれほど大差ない鑑別しかできていないじゃないですか（笑）.

　もちろん筋層と連続していれば，筋原性腫瘍（GIST，平滑筋腫）ということが分かりますし，内部エコーが均一か不均一かなどの情報も得ることができます．逆によく覚えておきたいのは，エコー輝度だけでGIST，平滑筋腫，カルチノイド，神経鞘腫は鑑別できないことです．通常観察も含めて類推（妄想）していくわけですし，最終的に診断するためには組織診断が必要なのです.

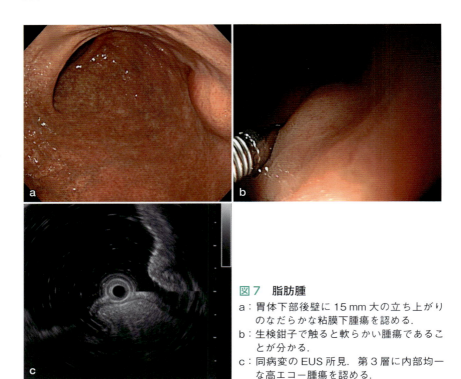

図7　脂肪腫
a：胃体下部後壁に15 mm大の立ち上がりのなだらかな粘膜下腫瘍を認める．
b：生検鉗子で触ると軟らかい腫瘍であることが分かる．
c：同病変のEUS所見．第3層に内部均一な高エコー腫瘍を認める．

　弾性軟の胃粘膜下腫瘍は基本的に治療の必要がないので，そんなにこだわらなくてもよいのかもしれません．黄色っぽければ脂肪腫，そうでなければcysticな病変と記載すればほぼ間違いないでしょう．もちろんEUSを行えば，脂肪腫は高エコー（真っ白）な所見を呈するので，鑑別は容易です（図7）．

　胃粘膜下腫瘍の鑑別診断は何でもかんでも挙げればいいというものではありません．ルーチン読影で得た複数の情報を総合的に判断して，少ない鑑別診断を挙げます（図8）．これこそモテる秘訣なのです．

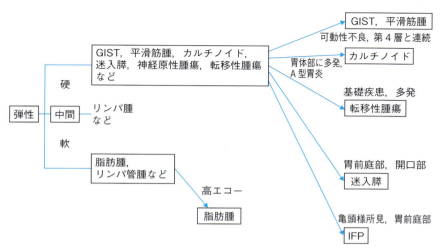

図8　胃粘膜下腫瘍の診断フローチャート

> **モテ Point!　食道の平滑筋腫とGIST**
> - 食道粘膜下腫瘍の中で最も頻度が高いのが平滑筋腫（約80％）である．
> - 胃と異なり，食道ではGISTは極めてまれであり，存在すれば症例報告できるようなものである．
> - 食道ではGIMT（gastrointestinal mesenchymal tumor）を認めたら，平滑筋腫≫GISTと診断しておけばモテるはず．

モテ 文献「胃と腸」

📖 岩下明徳，大重要人，原岡誠司，他．gastrointestinal stromal tumor（GIST）の臨床病理—消化管間葉系腫瘍の概念の変遷とGISTの定義・臓器特異性を中心に．胃と腸 36(9)：1113-1127, 2001
　URL http://medicalfinder.jp/doi/abs/10.11477/mf.1403103294
☞ GISTは食道に少なく，大腸で悪性腫瘍の比率が高いなどの臓器特異性があることが報告されています．GISTについて，定義，悪性度の指標，組織発生などを理解するうえで大変勉強になる論文の1つです．

Ⅲ 胃

⑩ 胃 MALT リンパ腫

疑わなきゃはじまんないよ！
今日から君は正診率もモテ率も 90% だ！

胃 MALT リンパ腫
―発生頻度は低いけど，結構遭遇しませんか？

　胃 MALT リンパ腫の頻度は胃原発悪性リンパ腫の 40〜50％ を占めますが，胃原発悪性腫瘍の中では 1〜5％ 程度と比較的まれな腫瘍です．

モテ 文献 「胃と腸」

田近正洋，中村常哉，田中努，他．「消化管悪性リンパ腫 2014」胃 MALT リンパ腫の診断と治療―診断．胃と腸 49(5)：603-615, 2014
URL http://medicalfinder.jp/doi/abs/10.11477/mf.1403114142

☞ 胃原発悪性腫瘍の中では比較的まれで，多彩な内視鏡像を呈する「胃 MALT リンパ腫」．*H. pylori* 除菌療法の反応性と *API2-MALT1* 融合遺伝子の有無から 3 群に分類して行う診療の考え方，NBI 併用拡大内視鏡検査で，腺管構造の変化や異常血管を捉え，狙撃生検することにより，さらに確実な診断が可能になることなどが解説されており，胃 MALT リンパ腫の診断を考えるうえで大変参考になる論文です．

　確かに，発生頻度は低いです．ですが，実臨床で結構遭遇しませんか？
　「しない…」
　それは遭遇していないのではなくて，見逃しているという場合もあるのではないでしょうか？
　胃 MALT リンパ腫の内視鏡像は非常に多彩で内視鏡診断が難しい疾患の 1 つです．そもそも疑わなければ始まらない疾患になります．初回内視鏡で診断に至る確率が 11〜22％，生検をしても診断に至るのが 50〜75％ と報告されています[1]．

図1の症例は，すべて胃MALTリンパ腫の症例です．これだけでも内視鏡像が非常に多彩なのが分かりますよね．

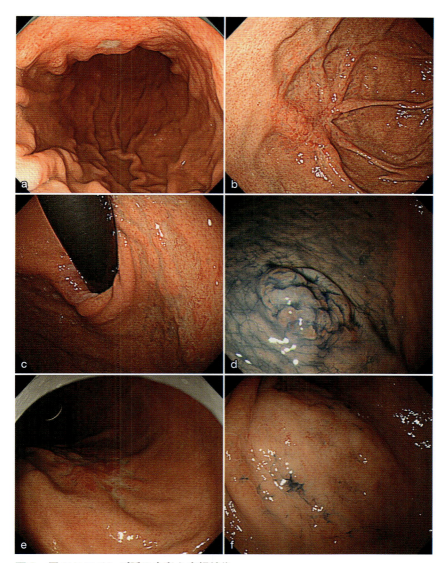

図1 胃MALTリンパ腫の多彩な内視鏡像
〔a～dは，野中康一，他．胃MALTリンパ腫の拡大内視鏡診断．胃と腸 51：634-640, 2016 の Fig.1 より転載〕

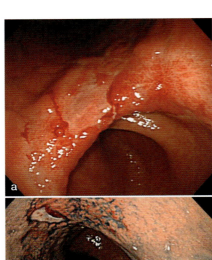
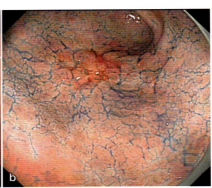
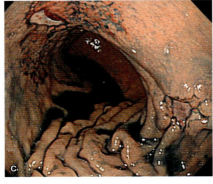

図2　「胃 MALT リンパ腫」?? それとも「胃癌」??

〔bは，野中康一，他．NBI拡大観察が胃癌との鑑別に有用であった胃MALTリンパ腫の1例．日消誌 53：3028-3033, 2011 のFig. 2 より一部改変して転載〕

ちなみに，図2の3症例はいかがですか？

これらは胃 MALT リンパ腫 ?? それとも胃癌 ??

答えは「すべて胃 MALT リンパ腫」です．多くの先生方が胃癌（未分化型）と診断されたことでしょう．実際この3症例ともに外科手術が予定され，クリップマーキング依頼で内視鏡検査に回されています．

モテ 文献 「胃と腸」

- 横井太紀雄，中村常哉，中村栄男．表層型胃悪性リンパ腫の病理学的鑑別診断—特徴的な肉眼形態と組織像．胃と腸 36(1)：13-20, 2001
  URL http://medicalfinder.jp/doi/abs/10.11477/mf.1403103123
  ☞ 胃 MALT リンパ腫に最もよく見られる染色体異常である t(11；18)(q21；q21)染色体転座などをはじめとして，診断や治療法を考えるうえで手がかりとなる病理学的検討が報告されています．

📖 杉野吉則, 今井裕, 布袋伸一, 他. 表層型胃悪性リンパ腫のX線診断—早期胃癌との鑑別について. 胃と腸 36(1):29-39, 2001
　URL http://medicalfinder.jp/doi/abs/10.11477/mf.1403103126
　☞ 胃MALTリンパ腫と早期胃癌との鑑別を中心にX線像を検討し, 顆粒状粘膜, 輪郭が不明瞭な表面陥凹, 粘膜ひだの肥厚, 多発潰瘍, 点状の陰影斑, 不整な線状陰影などの所見をX線で描出することで, 確定診断が可能になることが報告されています.

褪色調陥凹性病変
—内視鏡医が絶対に見逃してはいけない所見ですよ！

　内視鏡医が絶対に見逃してはいけない所見が,「褪色調陥凹性病変」です（図3）.

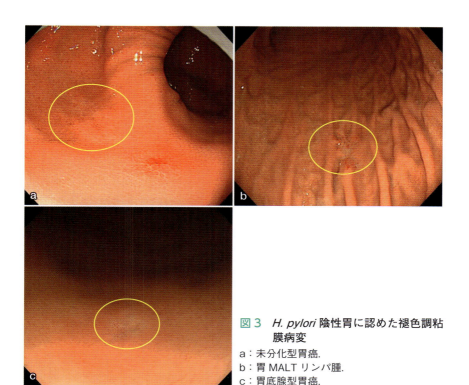

図3　*H. pylori* 陰性胃に認めた褪色調粘膜病変
a：未分化型胃癌.
b：胃MALTリンパ腫.
c：胃底腺型胃癌.

> **モテ Point!** 「褪色調陥凹性病変」といえば…
> ❶ 未分化型癌.
> ❷ 胃 MALT リンパ腫.
> ❸ 限局性の萎縮.
> ❹ 胃底腺型癌.

　上記の4つを鑑別に挙げて診断を行っていれば，間違いないでしょう．①は最も見逃しが許されません．②も鑑別に挙げていると，"おーー"っと思います．胃 MALT リンパ腫は早期胃癌と比較して，境界が不明瞭，複数病変を認める，粘膜自体に光沢を有していることが多い，などである程度は鑑別可能です．

　さらにモテたければ，④胃底腺型癌．これも鑑別に挙げれば間違いないですね．ただ，何でもかんでも鑑別に挙げて所見用紙に書くのはやめたほうがよいです．この中で，どういう根拠でどの診断を最も考えるのかを書くべきです．

　もう一点，胃 MALT リンパ腫を疑って生検をしていることなどは病理依頼書にはきちんとコメントを書くことが重要です．

　一番モテない病理依頼コメントは，「陥凹あり，r/o：Ⅱc」．

　まさか，こんな所見を書いてませんよね(笑)．

> **モテ Point!** 早期胃癌と早期胃癌類似胃 MALT リンパ腫の通常内視鏡上の鑑別点(胃 MALT リンパ腫をより強く疑うポイント)
> ● 早期胃癌と比較して境界が不明瞭．
> ● 複数病変を認めることが多い．
> ● 粘膜自体に光沢を有している．

モテる！　「胃 MALT リンパ腫」の NBI 拡大内視鏡観察

■ これで正診率向上！ TLA(tree like appearance)所見 (図4)

　胃 MALT リンパ腫の診断には NBI 拡大内視鏡観察が極めて有用で

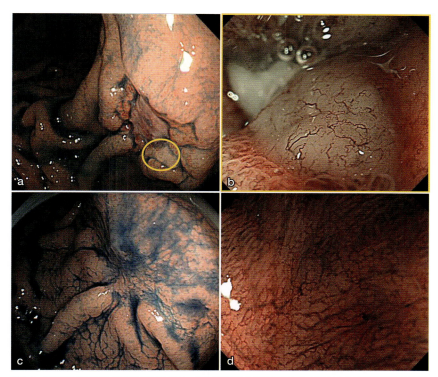

図4 除菌療法前後の胃MALTリンパ腫の通常内視鏡所見とNBI拡大観察所見の変化
a：インジゴカルミン撒布像．胃体上部後壁に随伴IIc様の浅い陥凹を伴った潰瘍性病変を認める．
b：NBI拡大像(aの黄円部)．腺構造が消失した，光沢を有する粘膜に，あたかも木の幹から枝が分岐したような異常血管を認める．筆者らはこれを「TLA(tree like appearance)」と提唱している．
c：除菌療法成功後には，病変はひだ集中を伴った瘢痕となっている(インジゴカルミン撒布像)．
d：除菌後のbの部位のNBI拡大像の変化．腺構造は視認できるようになり，木の枝様の異常血管も消失している．

〔Nonaka K, et al. Is narrow-band imaging useful for histological evaluation of gastric mucosa-associated lymphoid tissue lymphoma after treatment？ Dig Endosc 26：358-364, 2014のFig. 1, 2より転載〕

す．これは自信を持っていえます．図4bのような所見を認めた場合には，高い確率で胃MALTリンパ腫と診断できます．

筆者は，これを「TLA（tree like appearance）」と提唱しています．

定義 腺構造が消失した，光沢を有する粘膜に認める木の枝状に分岐した異常血管

ただし，胃MALTリンパ腫全例にTLAが出現するわけではありません．後ろ向きの解析では75%の症例にTLAの出現を認めていました[2]．TLAを有する症例では除菌療法や放射線治療による効果判定にも有用です(図4).

モテ 文献 「胃と腸」

📖 野中康一，伴慎一．「消化管拡大内視鏡診断2016」胃 胃MALTリンパ腫の拡大内視鏡診断．胃と腸：51(5)：634-640, 2016
　　URL http://medicalfinder.jp/doi/abs/10.11477/mf.1403200624
　　☞胃MALTリンパ腫の診断に役立つ，著者の提唱するTLA(tree like appearance)が，美しい画像とともに解説されています．熟読のうえ，ぜひ実臨床で活用してください．

■ 未分化型胃癌との鑑別ポイント

NBI拡大内視鏡観察は，褪色調陥凹性病変を呈する未分化型胃癌とMALTリンパ腫の鑑別に極めて有用です．腺構造のみの評価では両疾患ともに腺窩間部の膨化，腺構造の消失という所見を呈することがあります．ここで微小血管像の評価が両疾患の鑑別に重要です．

未分化型胃癌の場合には，縮れた異常血管が存在し，血管の口径不同が目立ち，途絶などの所見も有します(図5a)．これに対して胃MALTリンパ腫の異常血管は口径不同に乏しく，あたかも木の幹から枝が分岐していくように先細って分岐していきます(図4b).

症例によっては木の枝状の異常血管と縮れた血管の混在するMALTリンパ腫も存在しますが，この場合の縮れた血管も口径不同に乏しいことで未分化型胃癌の縮れた，途絶や口径不同の目立つ異常血管とは鑑別可能です(図5).

■ 胃底腺型胃癌と未分化型胃癌の鑑別ポイント

胃底腺型胃癌と未分化型胃癌の内視鏡上の鑑別ポイントですが，未分

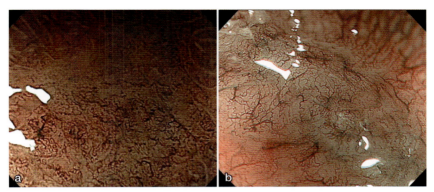

図5 未分化型胃癌との鑑別において注意が必要な胃MALTリンパ腫のNBI拡大観察所見
a:未分化型胃癌のNBI拡大観察像.
b:胃MALTリンパ腫のNBI拡大観察像.
木の枝状の異常血管と縮れた血管が混在しており,未分化型胃癌との鑑別が必要であるが,縮れた血管もaと比較して口径不同に乏しく,途絶の所見がない.
〔野中康一,他.胃MALTリンパ腫の拡大内視鏡診断.胃と腸51:634-640,2016のFig. 4より転載〕

化型胃癌は腺頸部から発生し,胃底腺に置き換わるように進展し,腺窩を破壊していくため〔「Ⅲ-❷ 早期胃癌 分化型?未分化型? まずそこを見極めよう!」(76頁)参照〕,最初は腺構造が周囲と比較して膨化し,その後腺構造が消失傾向を示すこと,同部位に縮れた螺旋状の異常血管(corkscrew pattern,あるいはwavy micro-vessels)が出現することなどである程度鑑別可能です.通常観察で,段差による境界が明瞭な場合にも未分化型胃癌を疑うべきでしょう.

胃底腺型胃癌は,癌が粘膜深層から中層にかけて密に増殖するため,胃底腺が置き換えられ,最表層は非癌上皮であるものの,通常観察では褪色調を呈するため鑑別に挙がります.しかし,病変部位に拡張した樹枝状の血管を認めることが多いことなどで,こちらもある程度は鑑別可能です.図6で示した症例は樹枝状血管を認めておらず,病変も胃前庭部大彎であり典型症例ではないのであしからず….

胃MALTリンパ腫の内視鏡像は極めて多彩です.褪色調の陥凹性病変を認める場合や,光沢のある粘膜下腫瘍様の隆起を認める場合,敷石

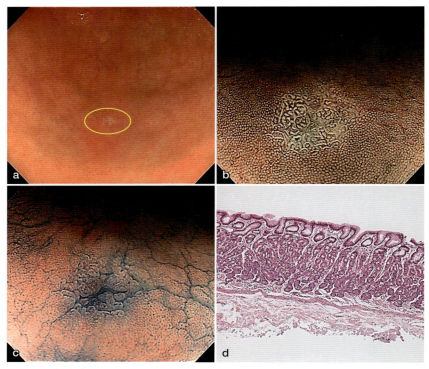

図6 胃底腺型胃癌の1例.
a：通常白色光観察で胃前庭部大彎に5mm大の褪色調の浅い陥凹性病変を認める.
b：aの黄円部のNBI弱拡大像. 病変周囲粘膜模様は小型円形の正常胃底腺粘膜の所見である.
c：インジゴカルミン撒布像. わずかに色素の溜まりを認める.
d：病理組織像. 表面は正常上皮に覆われた, 胃底腺型胃癌の診断に至った.
（画像提供：山鹿中央病院 木庭郁郎先生, 中屋照雄先生）

状粘膜などを認めた場合には，胃 MALT リンパ腫を念頭に置いて検査を進めましょう．複数病変を認める場合には疑いが強くなります．NBI拡大内視鏡観察で TLA を認めたら，なお確信度が上がるでしょう．

モテ 文献 「胃と腸」

📖 上山浩也，八尾隆史，松本健史，他．胃底腺型胃癌の臨床的特徴―拡大内視鏡所見を中心に―胃底腺型胃癌の NBI 併用拡大内視鏡診断．胃と腸 50(12)：1533-1547, 2015

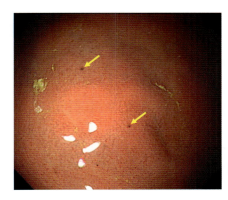

図7 胃粘膜の黒色色素沈着
通常白色光観察像.

URL http://medicalfinder.jp/doi/abs/10.11477/mf.1403200469
☞ 胃底腺型胃癌の診断でNBI併用拡大観察を含む内視鏡的特徴について検討し,白色光通常観察およびNBI併用拡大観察でそれぞれ4つの特徴を報告しています.

> **モテPoint! 胃底腺型胃癌の特徴**
> - U領域が多い(胃底腺が残存する部位に本病変が発生するため).
> - 褪色調(白色調).
> - 表層血管の増生拡張(樹枝状の血管).
> - 粘膜下腫瘍様の形態(厳密には上皮下腫瘍).
> - 黒色調の色素沈着(図7).

これで,初回内視鏡で胃MALTリンパ腫の診断に至る確率が11～22%から90%超えです.「モテる」こと間違いなしでしょう.

■ 文献

1) Taal BG, Boot H, van Heerde P, et al. Primary non-Hodgkin lymphoma of the stomach : endoscopic pattern and prognosis in low versus high grade malignancy in relation to the MALT concept. Gut 39 : 556-561, 1996
2) Nonaka K, Ohata K, Matsuhashi N, et al. Is narrow-band imaging useful for histological evaluation of gastric mucosa-associated lymphoid tissue lymphoma after treatment? Dig Endosc 26 : 358-364, 2014

Ⅲ 胃

11 胃潰瘍

この潰瘍は良性？　進行癌？　悪性リンパ腫？
蚕蝕像って何なの？

胃潰瘍性病変を見つけたら，良性潰瘍なのか，癌が合併している潰瘍なのか，あるいは他疾患（悪性リンパ腫など）なのかについて注意する必要があります．思い込みは禁物で立ち止まって振り返ることが大切です．では，その鑑別点は何でしょうか？

潰瘍性病変の鑑別点はすでに多くの成書で述べられていますが，始めにまとめて見ておきましょう．

次の表1を理解し，鑑別診断時に利用できるようになればよいのですが，実際の検査中に鑑別するのはかなりの熟練を要します．初学者であれば，まずは後で改めて検討できるような検査を心がけることが重要です．それには観察時に，潰瘍の軟らかさ，ひだ集中の様子，潰瘍の形態・潰瘍底の性状，が判定できる写真を撮影することが必要になります．

よって，空気量を変化させた写真，生検時の凹み具合や軟らかさが分かる写真，そしてなるべく病変をいろいろな角度から観察して病変全体を撮影することを心がけましょう．

モテ Point!　胃潰瘍性病変の観察のコツ

初学者は，後で内視鏡所見を検討できるように，
- 潰瘍の軟らかさ〔column ③：「潰瘍の硬さって何？　軟らかい潰瘍って何？」（217頁）〕参照．
- ひだ集中の様子．
- 潰瘍の形態・潰瘍底の性状．

が判定できる写真を撮影しよう．

表1 胃潰瘍，進行胃癌，リンパ腫の鑑別点

	胃潰瘍（活動期）	胃潰瘍（治癒期）	胃潰瘍（瘢痕期）
潰瘍の性状	平坦，円形が多い 滑らか 周囲粘膜より低い	平坦，円形 縮小し，浅くなる	消失し，境界不明瞭な陥凹となり 発赤→白色となる
潰瘍辺縁	境界明瞭 時に白苔のはみ出し	潰瘍辺縁に柵状の再生粘膜が出現	
周囲の所見	粘膜の伸展性は保たれる 集中するひだは次第に細くなる 周囲粘膜との段差はない	集中ひだが出現し，ひだの先端は潰瘍の縁まで届く	ひだ集中著明で，集中の中心は陥凹の中心と一致する ひだは一点に集中することが多い （再発潰瘍は除く）
周堤	比較的低く，なだらか．表面平滑，びらん，壊死はなし	次第に消失する（浮腫） 立ち上がりなだらかで表面平滑	消失する

	進行胃癌	早期胃癌Ⅲ＋Ⅱc／Ⅱc＋Ⅲ	リンパ腫
潰瘍の性状	凹凸不整，不整形 汚い壊死物質，凝血塊付着 周囲粘膜より内腔に向かって高い	白苔は不均一 時にインゼルを伴う	時に平坦 厚くクリーム様白苔で覆われる
潰瘍辺縁	白苔のはみ出しが多い 不規則，蚕蝕像があることも	不整のことがある びらん，凹凸不整，蚕蝕像があることも	境界明瞭 時に下掘れ状
周囲の所見	送気により形態は変化せず，硬い ときにひだ集中あり，ひだは周堤で融合 台状挙上	ひだの先細り，途絶，棍棒状腫大，融合 ひだは一点集中でないことが多い 周囲粘膜との間に段差がある	壁の伸展性は保たれる（軟らかい） 多発することが多い 辺縁に上皮性腫瘍を示唆する所見はない
周堤	結節状，凹凸不整 易出血性 急峻な立ち上がりで高い	なし	表面平滑 なだらかな立ち上がり 耳介様といわれる

〔多田正大，他．3.胃・十二指腸病変の鑑別診断．胃と腸ハンドブック．医学書院．pp344-359,1992の表1を一部改変して転載〕

良性の潰瘍なのか？　癌が合併している潰瘍なのか？　モテる！　鑑別のポイント

　まずは，良性の潰瘍なのか，癌が合併している潰瘍なのかを鑑別するポイントを述べます．

　始めに最も大切なルールに触れておきます．

　それは「潰瘍は瘢痕化するまで追跡し，瘢痕化した後に注意深く癌合併がないかを確認する」ということです．

> **モテ Point!　潰瘍の鑑別で最も大切なルール**
> ●潰瘍は瘢痕化するまで追跡し，瘢痕化した後に必ず観察し，癌合併がないかを確認すること！

　潰瘍を見つけて，内服加療したまではよかったものの，その後の内視鏡観察が抜けてしまった．その結果，癌合併に気づかず発見が遅れてしまった，なんてことは避けなくてはなりません．内視鏡観察で良性の潰瘍もしくは潰瘍瘢痕と診断しても，生検診断で癌が見いだされるものは1.6％と報告されており，0-Ⅲ型癌においても，生検で癌が検出されるのは65％とやや低率です[1]．よって良性潰瘍と思われるものでも念のため生検を施行し，良性であると確認することが推奨され，良性潰瘍であっても瘢痕化するまで十分に経過観察を行うべきとされます[2]．瘢痕化したことを確認し，その瘢痕部に上皮性の変化を持つ領域がないか観察することが重要なポイントです．

　上記原則を守ったうえで，良性潰瘍と癌を見極めるポイント(2点)[3]を見ていきます．

> **モテ Point!　良性潰瘍と癌を見極めるポイント**
> ●潰瘍の周囲の粘膜面に癌の進展はないのか．
> ●(粘膜面になくても)粘膜下層に癌の進展はないのか．

■ 潰瘍辺縁での癌の粘膜内進展部はないか？：早期癌の合併はないか？

まずは，潰瘍の辺縁に粘膜内進展している癌がないかを見ていきましょう．それには，「辺縁に蚕蝕像〔column ②：『蚕蝕像とは』(215頁)〕からなる境界を持つ領域がないか」，そして「辺縁で再生上皮（発赤）に乏しく，色調が異なる領域はないか」に着目します．良性の潰瘍の治り方と違う領域を見つける必要があるため，まずは「良性潰瘍の治癒の経過」を十分理解し，そこから逸脱する経過をたどっている場合に悪性病変合併を考えるべきです．

> **モテ Point!** 潰瘍の辺縁で着目すべき点
> - 辺縁に蚕蝕像からなる境界を持つ領域がないか．
> - 辺縁で再生上皮（発赤）に乏しく，色調が異なる領域はないか．

良性潰瘍の治癒経過を表した有名な分類に崎田・大森・三輪の時相分類[4)5)]があり，これは皆さんも一度は見たことがあると思いますが，さらに良性潰瘍の辺縁の拡大内視鏡観察を行った榊ら[6)]や，大井田ら[7)]の知見があり，ここでその重要性を強調したいと思います．

まず，崎田・大森・三輪の時相分類を理解していきましょう．

潰瘍の自然治癒期間はかつて平均8週間とされていましたが，現在は各種薬剤によりその期間はさらに短縮されています．潰瘍は A_1 stage の段階では粘膜下層に線維化は少なく，ひだ集中に乏しいですが，A_2 stage のころから，辺縁に再生上皮，浮腫性変化が出現し始め，粘膜下層に線維化が始まることでひだの集中を起こしてきます．治癒期（H_1 stage，H_2 stage）になるとひだ集中はより明らかとなってきますが，まだ浮腫性変化が残存します．その後，瘢痕期（S_1 stage，S_2 stage）では潰瘍底は閉鎖し，浮腫性変化は消失し，赤色瘢痕，白色瘢痕となっていきます（図1）．

そして潰瘍縁の再生発赤・上皮の出現の仕方は，榊らの潰瘍辺縁の拡

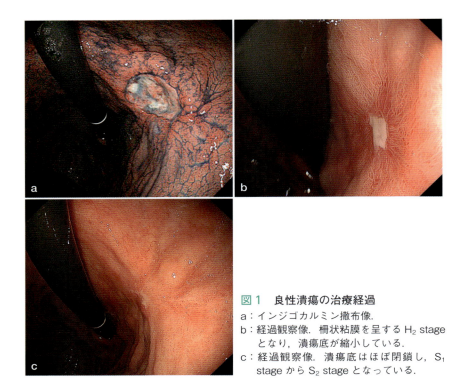

図1 良性潰瘍の治療経過
a：インジゴカルミン撒布像.
b：経過観察像. 柵状粘膜を呈する H_2 stage となり, 潰瘍底が縮小している.
c：経過観察像. 潰瘍底はほぼ閉鎖し, S_1 stage から S_2 stage となっている.

大内視鏡観察をした次のモテ文献「胃と腸」で詳しく記載されており, 特にその粘膜模様の出現の仕方のシェーマ(Fig. 2 Schema of classification of fine regenerative pattern)は一度目を通しておくと理解が深まります. また, 大井田ら[7]は良性潰瘍の周囲粘膜の治癒は柵状→紡錘状→結節状粘膜の順に組織学的に成熟していくとしており, これも榊らの知見とほぼ同様のことを表現していると思われます.

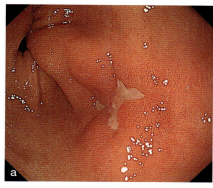
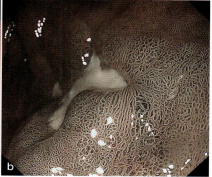

図2 良性潰瘍の内視鏡像
a：白色光観察像．潰瘍底に白苔が付着し，再生粘膜が周囲に出現し，浮腫状変化を周囲に伴っている．H_2 stage 相当と考えられる．
b：潰瘍辺縁の NBI 拡大観察像．柵状粘膜と，紡錘状粘膜，結節状粘膜が混在している．

モテ 文献 「胃と腸」

榊信廣, 原田元, 竹内憲, 他. 拡大内視鏡による胃潰瘍の治癒判定. 胃と腸 19 (9)：979-986, 1984
URL http://medicalfinder.jp/doi/abs/10.11477/mf.1403109599

☞p.980 の右段下より，胃潰瘍の微細再生模様から見た経過を白苔の有無で大別し，図表を用いて解説しています．とても参考になりますので ぜひ一度は目を通してください．

こうした所見を診断に利用すると，潰瘍の治癒が始まり，再生上皮が出現し，柵状→紡錘状→結節状の順で治癒が進んでいく（図2）はずなのに，この治癒過程と矛盾して，腺開口部からなるような領域がある場合，そして，その部位の微細粘膜構造や，微小血管が不整であれば，悪性を疑ってそこを生検するとよい，ということになります．

モテ Point! 自然治癒過程を鑑別に活かす
- 良性潰瘍および周囲粘膜の自然治癒過程を把握しておこう．
- 自然治癒過程と矛盾している領域があれば，その微細粘膜構造・微小血管を確認し，不整な場合に悪性を疑って生検しよう．

また，潰瘍辺縁の癌の合併は色調で判断できることもあります．例え

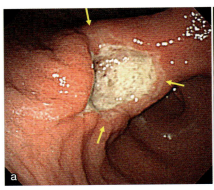 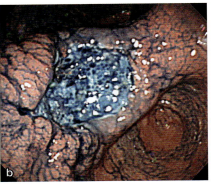

図3 胃角部小彎前壁の低分化型腺癌〔pT1b2（SM2）〕
a：白色光観察でも潰瘍底を越えて，白色調の蚕蝕像からなる境界を認める（黄矢印）．
b：インジゴカルミン撒布像．蚕蝕像を呈している領域はアレアが不鮮明となっていた．生検ではpor2＞sigの診断となった．M, Less, pType2, 40 mm, por2＞sig, pT1b2（SM2）, sci, INFc, lyx, v1, pN2.

ば活動期の潰瘍で，潰瘍辺縁は発赤調であるにもかかわらず，周囲と色調が異なり白色調・褪色調である，というのも異常に気づくポイントとなります．この色調の変化を見る際の注意点として，たまたま腺萎縮境界（F線）付近にある潰瘍の場合に，萎縮境界の色調変化と混同しないよう気をつける必要があります．「腺萎縮境界は小彎を中心に前後壁で左右対称に出現する」ことを覚えておきましょう[3]．

そして，辺縁に露出した癌部の境界は，癌の特徴的な所見である「蚕蝕像」を呈することがあります．これまで述べてきた表面構造・アレアの形態の不整や，色調の変化から領域性がないかを見ることが重要です（図3）．潰瘍辺縁で癌が表面に露呈している部分を的確に診断し，そこを狙撃生検する姿勢が重要ですが，そのための強力なmodalityの1つがNBI拡大内視鏡観察です．蚕蝕像を持つ領域に気づき，そこを拡大観察するとdemarcation lineとして追うことができ，その領域内の表面構造が不整で血管異型があればそれは癌を疑う所見であり，狙撃生検して診断できるはずです[8]（図4，5）．

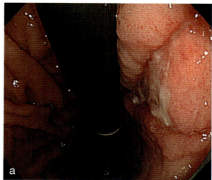
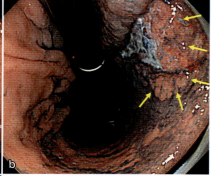
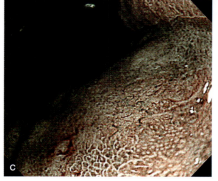

図4 胃体中部小彎の潰瘍病変
a：白色光観察像．後壁側，肛門側ではやや色調が異なる．
b：インジゴカルミン撒布像．潰瘍周囲に隆起と，アレアの消失した領域を認める（黄矢印）．
c：NBI拡大観察像．潰瘍性病変の肛門側，後壁側を観察している．white zone が不鮮明な領域を認め，demarcation line を追うことができる．内部に irregular mesh pattern を呈する領域と，腺開口部を認めていた．同部の狙撃生検では tub1≫por2 の診断であった．

> **モテ Point!** 粘膜面の癌の露出を疑う所見―蚕蝕像
>
> ● 潰瘍辺縁で粘膜表層に露出した癌は，その境界で癌の特徴である「蚕蝕像」を呈することがある．

　ただ，日常臨床上は特に大きな潰瘍性病変の場合，全体をくまなくNBI拡大観察していくのは時間と労力を要します．まず，潰瘍の辺縁を通常観察，色素内視鏡で観察し，どこを精査し，生検するのか，ある程度当たりをつける必要があるわけです．そのため，胃潰瘍の治癒過程と反する所見を拾い上げる力はやはり重要です．

　さらにピットフォール的な症例も示しておきます．
　胃潰瘍出血の止血術後（特に焼灼術後）は時々，図6の症例のように一見，色調も内部構造も不整で癌を疑う所見が生じることがあります．

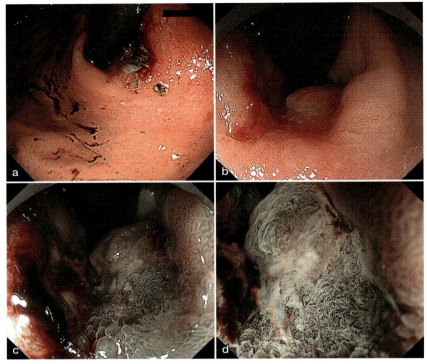

図5 噴門直下小彎の出血性潰瘍性病変
a：白色光観察像．焼灼術による止血術を行った．
b：同部位の経過観察の白色光観察像．潰瘍辺縁に発赤調の領域を認めていた．柵状粘膜や結節状の粘膜構造もあまり見て取れない．
c：NBI 弱拡大観察像．発赤調の陥凹内部は血管の異型が目立ち，背景粘膜との間に demarcation line が引ける．
d：NBI 強拡大観察像．white zone は大小不同，不鮮明化を呈する乳頭・顆粒状粘膜であり，血管も loop 状であるが，走行不整，口径不同を認める．同部の狙撃生検で tub2 を認めた．

本例は悪性病変の合併を疑い狙撃生検をしましたが，悪性の所見はなく，瘢痕化した段階で消失していました．やはり「潰瘍は瘢痕化するまで経過を追う」のが鉄則だと感じた症例です．

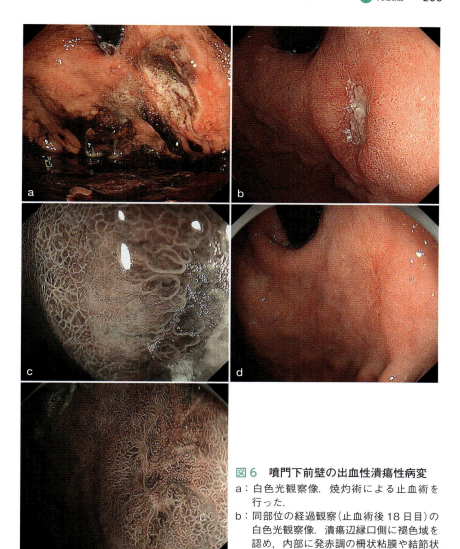

図6 噴門下前壁の出血性潰瘍性病変

a：白色光観察像．焼灼術による止血術を行った．

b：同部位の経過観察（止血術後18日目）の白色光観察像．潰瘍辺縁口側に褪色域を認め，内部に発赤調の柵状粘膜や結節状の粘膜構造も見て取れない．

c：NBI拡大観察像．褪色域の内部は white zone が不鮮明化しており，demarcation line はあると考えられた．ただし，血管はあまり目立たず，異型は目立たなかった．同部の狙撃生検で，Group1：腸上皮化生を伴う胃粘膜という結果であった．

d：経過観察の白色光観察像（止血術後1.5か月目）．前回指摘された褪色域は消失し，S_1 stage の瘢痕となっていた．

e：NBI拡大観察像．demarcation line を持つ領域・蚕蝕像は観察されない．念のため相当するであろう部位から狙撃生検を行ったが，やはり悪性病変は確認されなかった．

■ (粘膜面になくても)粘膜下層に癌の進展はないか？：粘膜下層浸潤癌や進行癌じゃないか？

これまで潰瘍の辺縁に癌の露出がはっきりしている癌を見つける方法を述べてきました．しかし，話はそうスムーズには進みません．癌が潰瘍辺縁に露出せず，粘膜下層以深に存在することもあります．それを見つける手がかりを学んでいきましょう．

良性潰瘍の辺縁隆起とひだ集中は，組織学的に「粘膜筋板欠損部，あるいは筋板と固有筋層の融合した領域を中心として，その周囲に漸減性に広がる粘膜下層の浮腫，細胞浸潤，線維症」によって形成されています．一方，粘膜下層の癌の塊があるとこれらの変化は阻害されます[3]．つまり，辺縁隆起とひだ集中を来している病変が癌かどうかは，正常な潰瘍の治癒過程で生じる浮腫・線維化と異なる所見がないか，という目で病変を見て，良悪性を鑑別していく必要があります．

それには

- ・潰瘍辺縁の隆起が偏在性か，全周性か．
- ・潰瘍に集中するひだ先端が腫大・融合していないか．
- ・潰瘍縁で浮腫，ひだ集中が偏側性，全周性に欠如していないか．
- ・潰瘍縁の輪郭が不整でないか．
- ・潰瘍底の凹凸不整があるか．
- ・未分化型癌での皺襞集中像があるか(表面粘膜は線維性収縮)．

が鑑別点です．

潰瘍辺縁で一部が強く隆起していたり，潰瘍辺縁の浮腫性変化が一部欠如していたり，集中するひだの腫大・融合を認めたりという所見をもって癌を疑います[3]．

また，浮腫なのか，癌なのかについては鉗子診や，生検した際の「軟らかさ」も大切な所見となります．硬い(変形しない)のは癌を疑うべき所見です．そして，潰瘍の浮腫なら，その隆起は軟らかくて，均一に，全周性に出現しています．なお，浮腫は胃の大彎に近い部分ではより顕著に，小彎側はより弱くなります(粘膜下層が大彎側では厚く，浮腫，線維症が多量になるためです)．

また，皺襞（ひだ）の走行が不整な所見（急な屈曲や融合，ひだの間が伸びない）はその領域に線維性収縮が起こり，伸展しなくなっていることを意味し，悪性を疑う所見になります．ただ，何度も繰り返している再発性の多発潰瘍，潰瘍瘢痕の場合は，所見が多彩となり，時に良性病変との鑑別が難しいケースもあります．そうした場合は生検診断や，超音波内視鏡などの粘膜下層深部の状態を確認する modality を追加し精査するなどの慎重な対応が時に必要となります．

> **モテPoint！ 粘膜下層の癌の存在を疑う所見**
> - 潰瘍辺縁で一部が強く隆起している．
> - 潰瘍辺縁の浮腫性変化が一部欠如している．
> - 集中するひだの腫大・融合を認める．
> - 浮腫と違い，辺縁の隆起が硬く，全周性に出現せず不均一．

くれぐれも「良性だと思い込んでいないか」と，いつも自分に問いかけることを忘れないようにしましょう．そして，進行癌の潰瘍は，潰瘍辺縁の白苔のはみ出しや，潰瘍底が周囲粘膜より高くなり，凹凸不整を呈するといった所見を呈します．崎田・大森・三輪の時相分類をよく理解し，浮腫性変化，線維症の出現・消失の経過と照らして，矛盾しない経過か，よく観察して所見を取ることが重要です（図7～9）．

良性の潰瘍なのか？ 悪性リンパ腫なのか？ モテる！ 鑑別のポイント

潰瘍性病変の鑑別において，癌と並んで重要なのが悪性リンパ腫です．リンパ腫の肉眼所見の特徴は隆起と陥凹が混在しており，色調が多彩で，良好な伸展性を有する点であり，耳介様・打ち抜き状の大きく，浅い不規則な潰瘍を伴うことが多く，潰瘍底は厚くクリーム様白苔で覆われるとされます．

佐野[9]は胃悪性リンパ腫の内視鏡的特徴として
① 0–IIc 様の深い陥凹の中に，不規則な多発潰瘍を伴うことが多い．
② 蚕蝕所見が一部に見られても，全周性には追跡できない．

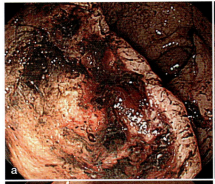
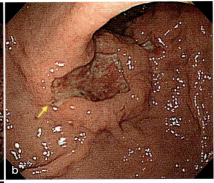
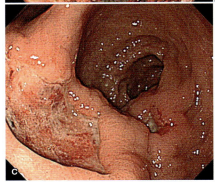

図7　潰瘍との鑑別を要する進行癌①

a：止血時の白色光観察．胃角部から胃前庭部前壁の巨大な潰瘍の底に露出血管を認め，焼灼止血とした．

b：3日後の白色光観察像．潰瘍の周囲の隆起は口側の一部で途切れ，同部で白苔のはみ出しを認めている（黄矢印）．

c：同日の潰瘍底の近接観察像．手前の潰瘍底は白苔付着も均一でなく，不整である．奥の潰瘍も周囲の隆起が強く，後壁側からのひだは集中・融合の所見を認めている．本例は進行胃癌，por2＞sig,pT3(SS)の症例であった．

③粘膜下腫瘍の性格をどこかに有している．
④さまざまな肉眼型の病変が混在する．
⑤胃壁の伸展性がよい．

を挙げています．

　胃の悪性リンパ腫の形態分類は佐野分類[10]：表層型，潰瘍型，隆起型，決潰型，巨大皺襞型と，八尾ら[11]の「胃と腸」分類：表層拡大型，腫瘤形成型，巨大皺襞型が一般に用いられていますが，ここでは佐野分類を用いて解説します．

　良性潰瘍との鑑別を要する悪性リンパ腫の肉眼型は表層型で潰瘍を呈しているものと，潰瘍型・決潰型です．各々分けて見ていきましょう（図10）．

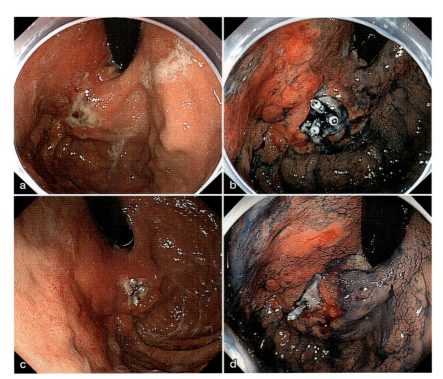

図8 潰瘍との鑑別を要する進行癌②
a：初診時の内視鏡観察像．噴門部大彎後壁よりに露出血管を伴う潰瘍を認める．
b：同日の止血術後，インジゴカルミン撒布像．潰瘍底の血管はクリップで止血とした．発赤域が広がり，大彎側で壁肥厚が強いため，悪性を疑い精査．潰瘍周囲に広く，発赤陥凹を認める．
c：翌日観察時の内視鏡観察像．潰瘍周囲の周堤が明瞭となり，集中するひだの腫大を呈している．潰瘍の肛門側に陥凹の境界を認める．
d：1週間後のインジゴカルミン撒布像．潰瘍周囲の発赤陥凹の範囲が明瞭．本例はpor2＋tub2＋tub1, pT3(SS)の進行胃癌であった．

■ モテる！表層型の悪性リンパ腫と良性潰瘍の鑑別のポイント

まず表層型を来す悪性リンパ腫はMALTリンパ腫の頻度が高いことが知られています．胃MALTリンパ腫と良性潰瘍の鑑別ポイントは，「Ⅲ-⓾ 胃MALTリンパ腫」（186頁）を参照してください．

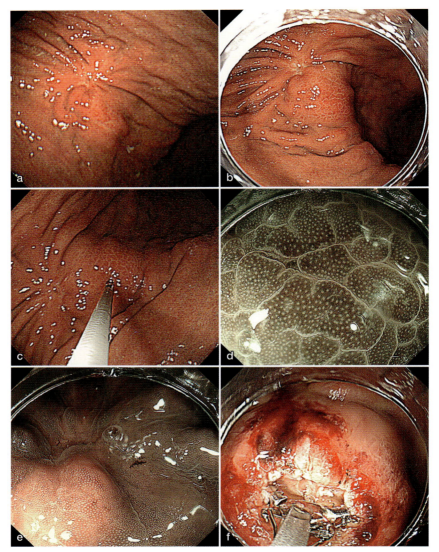

図9 潰瘍との鑑別を要する進行癌③

a：初回観察時．胃体中部大彎の S_2 stage 瘢痕と判断した．
b：1年後経過観察像．瘢痕の肛門側（画面右下）に粘膜下腫瘍様隆起が出現している．
c：鉗子診．硬く可動性は認められなかった．この際の生検では悪性所見はなかった．
d：NBI 拡大内視鏡像（SMT 様隆起の表面）．明らかな表面構造の不整を認めず，血管の異型も乏しかった．
e：NBI 拡大内視鏡像（瘢痕辺縁から SMT 様隆起の立ち上がり部）．同様に明らかな表面構造の不整を認めず，血管の異型も乏しかった．
f：切開生検を SMT 様隆起部で施行したが，病理組織でも悪性所見は得られなかった．

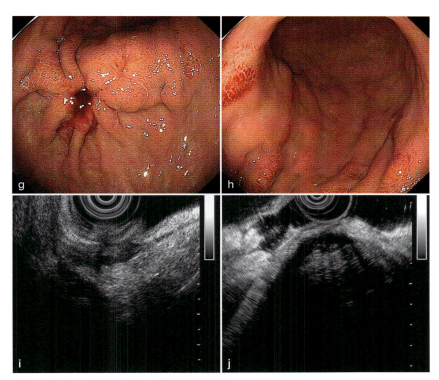

図9 潰瘍との鑑別を要する進行癌③(続き)

g：初回より1年半後．潰瘍瘢痕へ集中するひだの先端の腫大・癒合を呈し，ひだの走行は屈曲を認めている．
h：同病変の肛門側．ひだの頂部は発赤し，ひだの間が伸びていない．
i：超音波内視鏡像(専用機 7.5 MHz)．陥凹部近傍の像．第4層，筋層が肥厚し，最外層で不整な毛羽立ちを認める．
j：同日のSMT様隆起部の像．層構造が保たれたまま，全層が肥厚しており，スキルス癌を疑う所見である．

　本例はその肉眼所見から悪性病変を否定できず，外科手術を行い，adenocarcinoma (por2＋sig)，Type 5，pT4a(SE)，sci のスキルス胃癌症例であった．

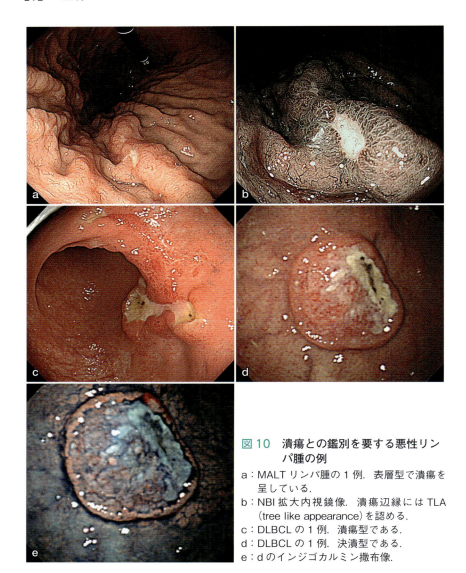

図10 潰瘍との鑑別を要する悪性リンパ腫の例
a：MALT リンパ腫の1例．表層型で潰瘍を呈している．
b：NBI 拡大内視鏡像．潰瘍辺縁には TLA (tree like appearance)を認める．
c：DLBCL の1例．潰瘍型である．
d：DLBCL の1例．決潰型である．
e：d のインジゴカルミン撒布像．

■ モテる！潰瘍型・決潰型の悪性リンパ腫と良性潰瘍の鑑別のポイント

　潰瘍型・決潰型の悪性リンパ腫は，びまん性大細胞性リンパ腫(diffuse large B-cell lymphoma；DLBCL)が多く含まれます．

その肉眼所見は
　①壁の伸展性が保たれていること．
　② SMT 様の要素を伴うこと．
　③病変が多発していること．
そして潰瘍を伴う病変においては
　④幅の狭い耳介様周堤．
　⑤陥凹内に厚い白苔を伴う．
といった特徴があり，腫瘍性病変との鑑別や炎症性病変・潰瘍との鑑別に有用と考えられています[12]．

　悪性リンパ腫の潰瘍周囲の周堤は滑らかで，表面は平滑です．典型的な所見は「耳介様」の隆起といわれ，軟らかく，伸展が良好な幅の狭い周堤となります（図 10d, e）．すなわち良性潰瘍と比較し，周堤の幅が狭く，とても軟らかいのがリンパ腫を疑う根拠となります〔column ③：「潰瘍の硬さって何？　軟らかい潰瘍って何？」（217 頁）参照〕．また，潰瘍底は厚く，均一な白苔が付着することが悪性リンパ腫の特徴であるため，逆に，潰瘍性病変の白苔が薄いのが良性潰瘍を疑う根拠となります．

> **モテ Point!　潰瘍型・決潰型悪性リンパ腫の内視鏡的特徴**
> - 潰瘍周囲の周堤は滑らかで表面は平滑（耳介様の隆起）．
> - 潰瘍周囲の周堤は軟らかく，伸展良好で，幅が狭い．
> - 潰瘍底は厚く，均一な白苔が付着する．

■ 文献

1) 高木国夫，中村恭一．胃生検の功罪．胃と腸 14：163-172, 1979
2) 早川和雄，山田直行，小川高伴，他．良性病変と鑑別困難な陥凹型早期胃癌の診断—内視鏡の立場から．胃と腸 18：585-590, 1983
3) 岩渕三哉，渡辺英伸，加藤法導，他．肉眼所見からみた胃潰瘍の良・悪性の鑑別診断．胃と腸 26：1002-1010, 1991
4) 大森皓次，三輪剛，熊谷博彰．胃の潰瘍性病変の経過（とくに早期胃癌の経過について）．胃と腸 3：1643-1650, 1968

5) 﨑田隆夫, 三輪剛. 悪性腫瘍の内視鏡診断―早期診断のために―. 日消誌 67：984-989, 1970
6) 榊信廣, 岡崎幸紀, 竹本忠良. 拡大内視鏡による胃潰瘍の治癒判定. 胃と腸 19：979-986, 1984
7) 大井田正人, 長場静香, 谷川一志. 胃粘膜の拡大観察 胃潰瘍の再生粘膜診断. 胃と腸 38：1674-1678, 2003
8) 小山恒男, 高橋亜紀子, 北村陽子, 他. 胃の潰瘍性病変の拡大内視鏡所見と良悪性鑑別. 胃と腸 42：705-710, 2007
9) 佐野量造. 胃の悪性リンパ腫 胃と腸の臨床病理ノート. pp159-172, 医学書院, 1977
10) 佐野量造. 胃の肉腫. 胃疾患の臨床病理. pp257-283, 医学書院, 1982
11) 八尾恒良, 中沢三郎, 中村恭一, 他. 胃悪性リンパ腫の集計成績. 胃と腸 15：906-908, 1980
12) 佐藤俊, 長南明道, 三島利之, 他. 胃 DLBCL の診断と治療. 胃と腸 49：710-719, 2014

column 2　蚕蝕像とは

　蚕蝕像という言葉はよく耳にすることでしょう.

　ひだの蚕蝕像（虫食い像）は0-IIc型早期胃癌を中心とした陥凹型胃癌の所見であり，悪性病変診断の最も重要な所見です．その形態については「蚕（カイコ）が桑の葉を食べているとき，その桑の葉の形態が似ている」[1]とされています．

　蚕蝕像は文献では「0-IIcの境界を胃小区を単位として眺めた場合，癌浸潤によって半ば崩れた胃小区が隣接して，凹凸を構成しており，これを蚕蝕像と呼び，蚕蝕像は，陥凹境界周辺粘膜の胃小区の大きさにほぼ

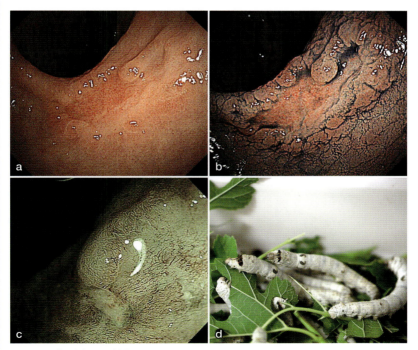

図1　分化型癌の蚕蝕像
a：白色光観察．
b：インジゴカルミン撒布像．
c：NBI拡大観察像．
d：桑の葉を食べている蚕（カイコ）．

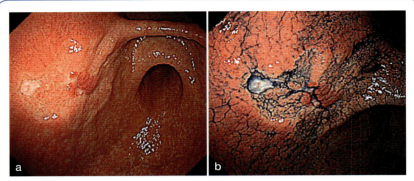

図2 未分化型癌の蚕蝕像
a：白色光観察像.
b：インジゴカルミン撒布像.

一致するものが多く，胃小区より細かい凹凸を形成していた例はなかった」とされています[2].

　また，未分化型腺癌（por, sig）の場合に蚕蝕像は明瞭に認められる傾向があり，その明瞭な境界部は断崖状となっていることが多い[1]のですが，あくまで頻度の問題であり，分化型腺癌においても蚕蝕像は認められます（原著では組織型については明記されていません）．蚕蝕像という言葉自体は，あくまで「癌を示唆する所見」と覚えておくのがよいでしょう．

（文献）
1) 川口実，斉藤利彦．用語の使い方，使われ方—ひだの蚕食像．胃と腸 28(6)：502, 1993
2) 藤原侃，広門一孝，八尾恒良，他．陥凹性早期胃癌の診断学的問題点—X線微細診断と肉眼標本所見の関連，肉眼標本所見と内視鏡上の色調および癌の組織型との関連性について．胃と腸 6(2)：157-174, 1971

（濱本英剛）

column ③ 潰瘍の硬さって何？　軟らかい潰瘍って何？

　モテたいけど分からなーい…という貴方へ．
　私は海外にしばしば講演に行く．しかし，英語が苦手である．ベーシックな内視鏡診断学を英語で教えることでさえ一苦労である．
　さらに…日本人が日本人に言葉で伝えることさえ難しい内視鏡の解説が「この潰瘍は硬そうだから癌を疑う」「この潰瘍は軟らかいから悪性リンパ腫を疑う」である．
　これを英語で伝えようと試みるが 100% 不可能である．
　"I felt that this ulcer was hard. So I thought that this ulcer was advanced gastric cancer." これしか今浮かんでこなかった自分に笑ってしまう．伝わったか否かという以前に英語が正しいのかさえ分からない．間違いなくモテない．永遠にモテない……
　日本語で相手に分かりやすく説明することさえできないことを，「内視鏡業界のルー大柴」こと野中康一が英語で外国の内視鏡医に伝えることができるわけがない．
　海外でこの内容について講演すると，必ずといってよいほど失笑が起きる．私の英語があまりにも下手なのもあるが，もう一つは "日本人内視鏡医には分かるんだろうけど，自分たちには絶対に無理だよ." というあきらめの意味もあるらしい．
　自分の中では潰瘍の「硬さ」「軟らかさ」は経験則で分かっている．日本の経験豊富な内視鏡医には当たり前のことなのかもしれない．では若手内視鏡医は 10 年経たないと分からないのだろうか．それでよいのだろうか？　やはり，先輩医師が分かりやすく，短時間でモテる内視鏡医に育てるべく解説すべきである．
　これを万人に説明して理解してもらえるようにならないといけないと痛感する．そして，ようやく半分くらいの意味合いを海外の内視鏡医に理解していただける説明にたどり着いたので，このコラムで少しだけ述べたい．病理解説の追加は私の信頼する市原真先生にお願いしたい．
　次の 2 症例を提示すると，どうも理解してもらえるようである．
　2 症例ともに，胃幽門前庭部の全周性の潰瘍性病変である．症例 1 が進行胃癌，症例 2 が悪性リンパ腫である．
　症例 1 は，頻回の嘔吐と食事摂取不能が主訴である．絶食にして数日後に施行した内視鏡写真がこれであるが，まだ少し残渣が残っている．

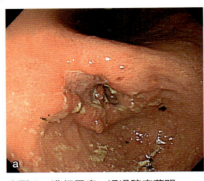 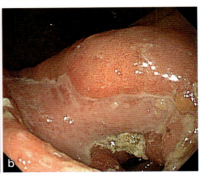

症例1　進行胃癌．通過障害著明

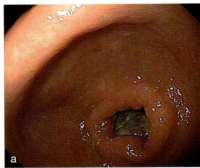 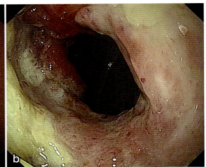

症例2　悪性リンパ腫（DLBCL）．通過障害なし

　病変部位が「硬く」て狭くて，通過障害を来している．一方，症例2の主訴はただの心窩部違和感である．食事も普通食を摂取しており，なんとなく心窩部に違和感があるとのことで受診となった．要するに潰瘍性病変が「軟らかい」ので通過障害がないのである．
　悪性リンパ腫は進行胃癌と違い，線維化を起こしにくいということが，この「軟らかい」潰瘍の要因であり，「硬い」進行胃癌との違いである．

（野中康一）

column ③の解説

　潰瘍，という言葉が意味するところは，「粘膜と粘膜筋板が欠損し，粘膜下層以深の部が表面に露出している状態」であります．

　そして，潰瘍が硬いか軟らかいかの違いは，「そこに線維の関与がどれだけあるか」によって生じます．野中先生のおっしゃる通りです．せっかくですので，潰瘍と線維化について少し詳しくお話しします．

　普通，胃粘膜が消化性潰瘍によって傷害されると，生体の防御として「線維化」が起こります．この線維化は，何も胃に限った現象ではありません．指先をナイフで切ったとき，かさぶたの下に肉芽ができて，瘢痕化して，硬く引きつれてくるのも「線維化」です．ヤクザの頬のキズが引きつれているのも，胃の消化性潰瘍が粘膜集中像を伴うのも，ほとんど同じ意味を持つのです．

　生体において，線維というのは「硬度をもち，穴を埋めるもの」であると同時に，「傷口をふさぐために，周囲を牽引して引きつれさせるもの」としても働いています．硬くて引きつれる，というのが創傷治癒においては合目的的なのです．ですから，潰瘍があればそこには「欠損した組織を埋めるための硬さ＝線維化」があって当たり前です．潰瘍って，総論的には「肉芽」とか「線維化」によって硬くて当たり前なんです．

　でも，ここには「硬さの範囲が不規則に広い例外」と，「潰瘍なのにそこまで硬くならない例外」の２つが存在します．これが，診断学のキモとなります．

　「硬さの範囲が不規則に広い例外」とは，癌です．癌には，浸潤部の癌細胞周囲に能動的に線維化を伴う，かの有名な DR(desmoplastic reaction) と呼ばれる現象が起こります．昔はこの DR，癌に対する生体の防御反応だといわれていました（つまりは傷口の線維化と同じだと思われていた）．しかし最近は，癌細胞自身が「足場」とするために線維性結合織を誘導しているのだろうといわれています．癌細胞の行く先々に，癌細胞が（自分が生きていくために必要だから，自分で）線維化を呼びよせるというのです．

　消化性潰瘍においては「傷口を一点集中的に硬くして，引きつれさせる線維化」が起こりますが，癌性潰瘍の場合には「癌の浸潤範囲に応じて線維化が生じる」ため，浸潤部に応じた不規則な線維分布が生じ，ゴツ

ゴツと硬く，周囲の粘膜に影響を与えて下から押し上げたり，周囲のひだに影響を与えて癒合させたりといった現象が起こります．これは深達度診断の**モテ point！**そのものです．

一方，「潰瘍なのにそこまで硬くならない例外」とは，悪性リンパ腫をはじめとする「髄様に増殖する腫瘍」の自壊に伴う潰瘍です．悪性リンパ腫，神経内分泌腫瘍などは，DR が少なく，普通の癌とは形状が異なる腫瘍血管を誘導しながら「髄様に」増殖します．

これらの腫瘍が粘膜面に露出してボロッと崩れるとき，潰瘍底に見えてくるのは DR のような線維性間質ではなく，基本的に「腫瘍自身」であり，表層に肉芽を伴う程度で，線維化はあまり強くありません．硬さは目立たず，引きつれも弱く，周囲壁を硬く変形させるような像も見られないため，よっぽど腫瘍量が増えないと狭窄の原因にもなりにくいです．

悪性リンパ腫の摘出標本をホルマリン固定前に観察してみると，まるでホタテのむき身のような色と硬さをしています．グニグニした軟らかいイメージです．一般的な癌が硬く，尖った脚を出して浸潤と引きつれを起こし，古来ギリシャ語由来の cancer（カニ）と名付けられたのとは対照的です．

最後に．病理学的な所見を意識しつつ，非医療者や言語の違う方々に伝えようと思ったとき，「硬さ」とはどのように表現すべきでしょうか？　私自身は，「動かしても（あるいは空気を出し入れしても）形状が変わらない」ことと，「周囲を引きつれさせている」ことの双方を意識するとよいのではないかと思います．硬さを読むとはすなわち線維化を読むこと，線維化を読むとはつまり「癌が引き起こす DR があるのか，ないのか」を読むことにつながるからです．

（市原　真）

モテ Point！　内視鏡的硬さを読む

- 硬さを読むとはすなわち「線維化」を読むこと，線維化を読むとはつまり「癌が引き起こす DR があるのか，ないのか」を読むこと．

胃

12 鑑別診断（胃のびらんと胃潰瘍）

びらんと潰瘍をちゃんと区別して診断していますか？
所見でちゃんと区別していますか？

皆さんは「びらん」と「潰瘍」を普段使い分けているでしょうか？

白苔の付いた陥凹病変は内視鏡検査時にいっぱい見つかりますよね．そんなたくさんある病変を，小さい場合は「びらん」，大きい場合は「潰瘍」としていることが多いのではないですか？

本当にそれでよいのでしょうか？　そして発赤を見かけては「発赤びらん」と無意識に書いたりしていませんか？

普段あまり考えないと思いますが，「びらん」と「潰瘍」の内視鏡所見の違いは何か，この項では掘り下げて考えてみます．

はじめに，「びらん」は「粘膜筋板を越えない浅い粘膜の組織欠損であり，潰瘍の浅い変化」を指します．また，「潰瘍」は「組織の壊死に基づく粘膜や皮膚の一定の深さに達する組織欠損のことであり，消化管においては組織欠損の深さが粘膜筋板を越えるもの」を指します[1]．つまり，筋板の破壊の有無で「びらん」と「潰瘍」は線引きされており，区別して考えるときは『組織欠損の深さ』を考えることが必須です．

> **モテ Point!** 「びらん」と「潰瘍」の定義
>
> 消化管における，「びらん」と「潰瘍」は，筋板の破壊があるか，ないかの違いである．
> - 「びらん」は，組織欠損の深さが粘膜筋板を越えないもの．
> - 「潰瘍」は，組織欠損の深さが粘膜筋板を越えるもの．

病理組織学的分類には村上分類[2]があります．これには普段はあまり目にしませんが，実は浅いびらんである UL-0 という分類があります．UL-0 は腺頸部より上層の粘膜上皮が欠損した状態，そして，深いびらんが UL-I であり，粘膜固有層のすべてが欠損しているが粘膜筋板が破

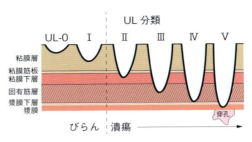

図1　びらんの病理組織学的分類
UL–0：粘膜欠損が粘膜固有層のごく一部のみ．
UL–Ⅰ：組織欠損が粘膜にとどまる．
UL–Ⅱ：組織欠損が粘膜下層に達する．
UL–Ⅲ：組織欠損が固有筋層に及ぶ．
UL–Ⅳ：組織欠損が固有筋層全層を破壊し，漿膜下層に及ぶ．

壊されていない状態，とされます（図1）[3]．

発赤とびらんの鑑別

　ここでUL-0と発赤，充血との違いについて触れましょう．

　例えば図2のような所見です．びらんの治癒過程として「治癒期びらん」と記載するのは，中央部に粘膜の集中像があるため，なんとか許容範囲と考えます．しかし，粘膜集中の周囲が発赤し，NBIで窩間部が茶色に見えている領域は，この時点でびらんを来しているとはいえません．粘膜の欠損が全くないからです．これは「発赤」とか「充血」とか，なんとか譲っても「治癒期のびらん」という所見になります．このように詳細に見ると，発赤を漫然とびらんと称することはできません．びらんはすなわち「上皮の欠損」を指すからです．

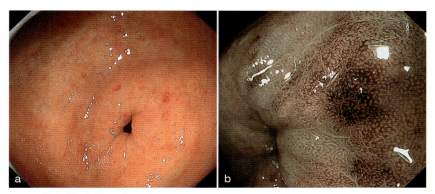

図2 発赤（治癒期のびらん）
a：白色光観察像.
b：NBI拡大内視鏡観察像.

びらんの所見

　話がずれましたが，びらんに戻りましょう．あくまで病理組織を得ているわけではないので推測になりますが，びらん内部に一見，薄くwhite zone が腺開口部様に見える構造を認めることもあります．こうした部位が UL-0 に相当し，浅いびらんであると思われます（図3）.
　一方，びらんの内部に腺管が全く確認できない状態が，「腺管・粘膜」が欠損した状態で UL-I に相当します．

　なお，びらんの治癒過程も，胃潰瘍の時相分類のように，榊ら[4]により出血期，陥凹期，再生粘膜期（赤色，白色）と時相分類されています．これらの変化は筋板が保たれたままで起こります．よってほとんど分からないくらい綺麗に治り，ひだ集中を来すことはほとんどないのですが，時にびらんの変化でも UL-II（粘膜下層の線維化）までの変化を来すことはあり得るとされています[5]．
　実際，ESD 検体などで病変外において，軽度のひだ集中があるものを切除すると，筋板の走行はやや錯綜しつつも保持され，その筋板の上下に線維化を伴っている場合をしばしば経験します．このようにびらん

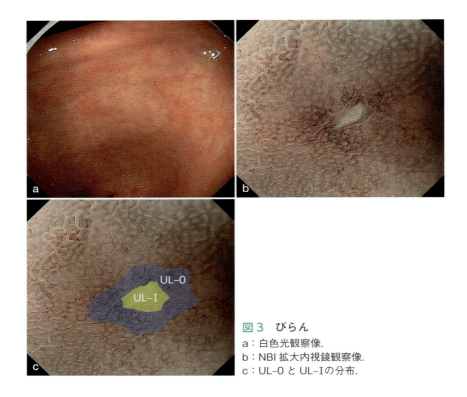

図3 びらん
a：白色光観察像．
b：NBI拡大内視鏡観察像．
c：UL-0とUL-Iの分布．

であっても，筋板上下が線維化することでひだ集中を伴うことがあります．

例えば図4のような症例です．

この例ではひだ集中があり，びらんとするか，潰瘍とするかは悩ましいですが，ひだの集中の程度が弱いことをもって，びらん，としてもよいのではないかと思います．

『びらんにはひだ集中像はない』と鑑別されているが，かなり脱気すると，粘膜集中像がわずかに出てくるものがあり，その判断には悩むことがある」[6]と先人たちも述べており，筋板が断裂していなくても，内視鏡的に軽いひだ集中が出ることがあると昔からいわれていたようです．

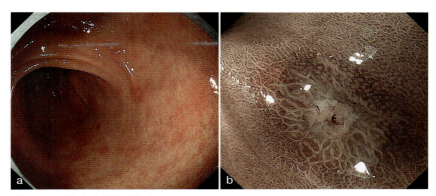

図4　ひだ集中を伴うびらん
a：白色光観察像.
b：NBI 拡大内視鏡観察像.

潰瘍の所見

　一方，胃潰瘍は，先ほどの村上分類[2]の UL-Ⅱ 以深であり，粘膜筋板を越えて，組織欠損が粘膜下層にまで達する状態を指します（図5）．

　胃は筋板が破壊されることで強いひだ集中を来します．すなわち，ひだ集中を「強く」来している病変にびらんではなく，潰瘍の可能性が高いと思われます．ただし，ひだ集中していないからびらんだ，と断定はできません．崎田・大森・三輪の時相分類[7)8)]の A_1 stage の段階では，たとえ潰瘍であったとしても，粘膜下層に線維化が乏しいことから，ひだ集中も乏しくなるためです．浮腫状変化のみの場合も，ひだ集中に乏しくなります．

　ひだ集中の有無を見ないと，潰瘍かびらんかをはっきりいうことは難しく，ひだ集中は A_1 stage では出現し難いことから，A_2 stage 以降の時相において，潰瘍かびらんかに判断しないと分からない，ということだと考えます．

　話をまとめましょう．

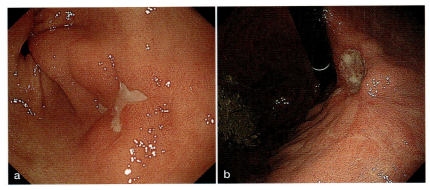

図5 胃潰瘍（H₂ stage）
a：胃前庭部後壁大彎の白色光観察像.
b：胃角部小彎前壁の白色光観察像.

　びらんは粘膜面が欠損している病変です．そして，ひだ集中や周囲隆起に乏しい，小さい粘膜欠損病変はびらんとしてよいでしょう．ただし，ごく浅い潰瘍はびらんとの区別が難しいことがあったり，びらんであっても，UL-Iの深めのものは弱いひだ集中を来すことがあったりします．A₁ stage の段階では，筋板が破壊され，組織欠損していても線維化が乏しく，浮腫性変化のみのためにひだ集中を伴わないことがありますので，A₂ stage 以降の時相でないと，潰瘍かびらんなのかは判断が難しいです．

　つまり経過を見て，粘膜欠損が治癒後に，強くひだ集中を伴うものは潰瘍だった（UL-II以深であった）といえます．そして，治癒後に跡形もなく治り，ひだ集中もない病変はびらんだった，といえるわけです．

> **モテ Point!** 「びらん」と「潰瘍」鑑別のポイント
> - A₂ stage 以降の時相でないと，潰瘍かびらんかは判断が難しい．
> - 粘膜欠損の治癒・消失後に，強くひだ集中を伴うものは「潰瘍」である．
> - 治癒後に跡形もなく治り，ひだ集中もない病変は「びらん」であった，といえる．

■ 文献

1) 小池盛雄．潰瘍，びらん．胃と腸 31：416，1996
2) 村上忠重，鈴木武松，吉利和．内科シリーズ No2．胃・十二指腸潰瘍のすべて．pp79-102，南江堂，1971
3) 平瀬吉成．胃粘膜びらんの外科病理．昭医会誌 52：489-495，1992
4) 榊信広，斉藤満，野村幸治，他．慢性胃炎にみられる微小びらんの内視鏡観察を中心とした臨床的研究．Gastroenterol Endosc 29：1999-2004，1987
5) 加藤洋，藤野節．胃びらん・発赤の病理像—どのように捉えたらよいか—．消化器内視鏡 23：1685-1697，2011
6) 座談会．胃びらんの概念と臨床．胃と腸 2：821-833，1967
7) 岩渕三哉，渡辺英伸，加藤法導，他．肉眼所見からみた胃潰瘍の良・悪性の鑑別診断．胃と腸 26：1002-1010，1991
8) 大森皓次，三輪剛，熊谷博彰．胃の潰瘍性病変の経過（とくに早期胃癌の経過について）．胃と腸 3：1643-1650，1968

⑬ 術後胃観察の注意点

胃が小さいからって，簡単に終わっていませんか？
もしそうなら最悪だ！

　術後胃観察（内視鏡検査），皆さんはどのくらい真剣に観察していますか？　切除されて，胃が小さくなっているからといって，ささっと観察して終わっていませんか？　さらには，患者さん自体も長年内視鏡を受けて慣れておられるのをよいことに，鎮静なしで，自分よりさらに若い先生に任せて，指導もなしで，ささっと終わらせていませんか？　もしそうなら最悪です….

　何年前のどのような術式か，カルテで確認してから検査を始めていますか？　もし，それさえ行っていないなら，モテないどころの騒ぎではありません．本当に最悪です….

　術後胃観察（内視鏡検査）のポイントも勉強せず，どこを注意すべきかも知らずに内視鏡医をやっているとしたら，今すぐ改めるべきです．これこそ，多くの内視鏡医が今さら聞けない内容なのかもしれません．

注意していますか？
―術後胃吻合部のイモムシ状肥厚粘膜

　まずは明日から，術後胃観察（内視鏡検査）の前には，「カルテで何年前の手術か？」「術式は何だったか？」を確認する癖づけをしましょう．とりあえず，Billroth-Ⅰ（以下，B-Ⅰ）再建なのか，B-Ⅱ再建なのかでよいでしょう．なぜこれが重要かといいますと，B-Ⅱ再建後長期経過例では術後吻合部胃側の粘膜が早期胃癌の発生母地になるからです．

　皆さん，術後胃観察（内視鏡検査）で図1のようにイモムシ状の肥厚した粘膜を目にしたことがありませんか？

　ない？？？　術後吻合部のこのブヨブヨしたような隆起は何だろー

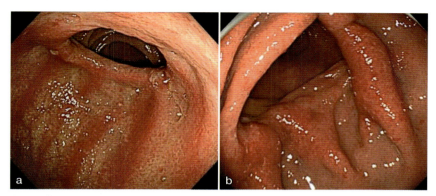

図1　術後胃の吻合部内視鏡像
a：B-I 再建後.
b：B-II 再建後.

と思った人はまだましです．気にもかけていない人は，おそらくただ内視鏡を口から入れて，出すだけの検査をしていただけで，あまり内視鏡診断学に興味がなかったのでしょう．

でも，この「モテ本」を読んで，今後やたら術後胃の吻合部のイモムシ状の肥厚した粘膜を探しちゃうんでしょうね（笑）．

さて，この吻合部のイモムシ状に肥厚した粘膜ですが，吻合部ポリープ状肥厚性胃炎（stomal polypoid hypertrophic gastritis；SPHG）といわれています．GCP（gastritis cystica polyposa）という用語が用いられることもあります．細かくいい出すとややこしいので，ほぼ同一と考えておいてよいと思います．

SPHG は，特異な慢性炎症性胃粘膜病変で胆汁などの逆流により生じる組織学的変化と考えられています．SPHG は，病理組織学的には胃腺窩上皮の過形成，胃体部腺の萎縮，偽幽門腺の増生と囊胞状拡張（ですので EUS で microcystic lesions を認めます）および粘膜下層への侵入を特徴としています（図2）．

大事なのは，SPHG が前癌病変として注意が必要であるということです．おそらく皆さん，あまり気にされずに内視鏡を行っていた人が多い

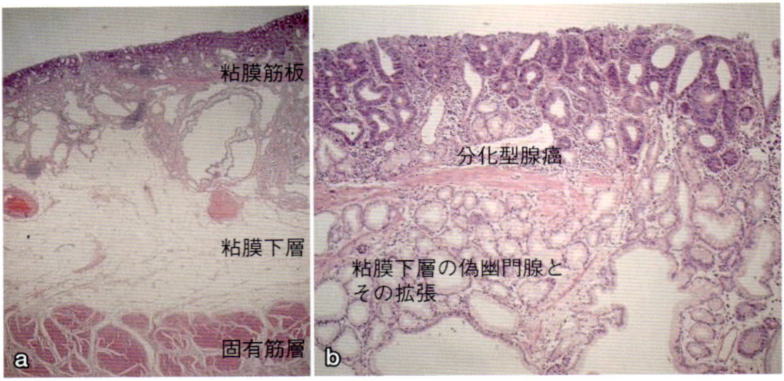

図2 SPHGの病理組織像
a：弱拡大像，b：強拡大像．
粘膜下層の偽幽門腺とその拡張を認める．SPHGに発生した早期癌も認める．

のではないでしょうか？

　明日からぜひ，気にかけて吻合部を観察してください．

　笑っちゃうのは筆者の勉強会でこの講義をしてから，若い先生方がやたら術後吻合部に興味を示し，SPHGを探すようになってしまったことです．何でもかんでもSPHGがあるわけではないですよ．注意深く観察すべきは，B-Ⅱ再建後の長期経過症例です．

　実際に，筆者の早朝の勉強会でSPHGについての講義をしたところ，その日の午前中の検査で，若手医師がSPHGに発生した早期胃癌を見つけましたので提示します（図3）．

　筆者も驚きました．残念なことに，この患者さんは毎年胃の内視鏡検査を受けておられました…（涙）．

　皆さん，実は図1bの症例ですよ．気づきました???　そうです，もうすでに貴方も見逃したんです（涙）．

　内視鏡医が勉強しているか否かで，患者さんの人生を変えてしまう可能性があるんですよ．もっと勉強して，患者さんから信頼される（モテる）内視鏡医にならないとダメです．

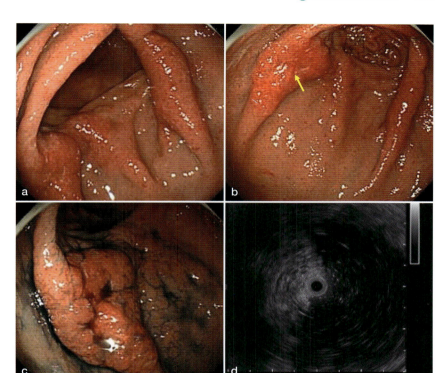

図3 SPHGに発生した早期胃癌

a：B-Ⅱ再建18年後の術後吻合部の通常白色光観察像．図1bですでに提示した画像です．図1の段階で見つけていなかった貴方は，もう見逃しです．
b：図1bの早期胃癌合併部位の画像（黄矢印）．
c：インジゴカルミン撒布像．
d：超音波内視鏡像．cystic lesionを認めており，SPHGに矛盾しない．ちなみに病理結果はtub1, pT1b2（SM2：4,000μm）であった．

モテPoint! SPHGから発生した早期胃癌

- Billroth-Ⅱ法．
- 術後長期経過例．
- 肉眼型は隆起型が多い．
- 分化型腺癌が多い．
- 見た目の割に意外とM癌が多い．

モテ 文献 「胃と腸」

- 和田了．「早期胃癌 2009」7．特殊な成り立ちの早期胃癌 5）吻合部ポリープ状肥厚性胃炎（SPHG）由来の癌．胃と腸 44(4)：751-755, 2009
  URL http://medicalfinder.jp/doi/abs/10.11477/mf.1403101650
  ☞ SPHG 由来の癌について，概略，定義，頻度が，切除標本，病理組織像とともに簡潔にまとめられています．

- 藤澤貴史，坂口一彦，阪本哲一，他．gastritis cystica polyposa に発生した残胃早期胃癌の 1 例．胃と腸 36(9)：1108-1110, 2001
  URL http://medicalfinder.jp/doi/abs/10.11477/mf.1403103292
  ☞ 典型的な GCP から発生した比較的まれな陥凹型早期残胃癌が，多数の写真とともに 1 例報告されています．

残胃新生癌についても知っておこう！

次に残胃新生癌についても簡単に説明します．残胃新生癌は残胃上部小彎（縫合線上を含む）・後壁に多いと報告されています．

ちなみに，本邦では 10 年以上たったものを残胃新生癌とする報告が多いです．

モテ 文献 「胃と腸」

- 長南明道，三島利之，石橋潤一，他．早期の残胃癌の特徴―診断のポイント―内視鏡．胃と腸 39(7)：1031-1034, 2004
  URL http://medicalfinder.jp/doi/abs/10.11477/mf.1403100524
  ☞ 胃癌術後の残胃癌の定義，内訳，発見のポイントなどが簡潔にまとめられています．

これらのことを知ったうえで術後胃の内視鏡を行う癖づけをしましょう．

術後胃の内視鏡検査所見が「術後胃，特記すべき異常なし」．これではモテませんよね（笑）．例えば少なくとも「術後胃（B-Ⅱ再建），背景胃粘膜は *H. pylori* 既感染の萎縮調粘膜，吻合部異常なし，縫合部異常なし，残胃上部も含めて特記すべき異常なし」と記載したほうがモテるでしょ

う．このように記載しないと，吻合部，縫合部に気をつけて観察したが異常を認めなかったのか，モテ point！のような知識がないので，特に何も気をつけずに観察した結果なのか分かりませんよね．

　明日からモテ所見を記載してください(笑)．

column 4　20年後の貴方に

　NBIが2006年に実用化されて，はや10年が経過した．NBIと100倍の倍率を有する拡大内視鏡の普及に伴い，内視鏡診断学は飛躍的に進歩したのは間違いない．

　もうこれ以上の革命は起きないと思われたが，500倍の拡大機能を有したエンドサイトスコピーが近い将来市販化され，1,000倍の倍率を有する共焦点レーザー顕微内視鏡（confocal laser endomicroscopy；CLE）に至っては，すでにフランスの「マウナケア・テクノロジーズ社」から「Cellvizio —セルビジオ*1」[1]として発売され，日本では，「販売代理店：株式会社アムコ（https://amco.co.jp/）」を通して導入されつつある．

　これらの超拡大内視鏡はリアルタイムに生きた細胞をそのまま観察できる，画期的な内視鏡である．エンドサイトスコピーにおいては，昭和大学横浜市北部病院の工藤進英先生，森悠一先生らのグループによって自動診断システムの開発も進んでいる．

　私が携わっているCLEは，蛍光色素剤（フルオレセイン）の静脈投与が検査に必須であったが，数滴の滴下でほぼ同等の画像が得られることが証明され，十二指腸上皮性腫瘍の鑑別において，既存のモダリティーでは正診率5～7割といわれていたものを9割程度の高い正診率で診断できることが分かってきた（ABC-C classification*2)[2]．

　私ごとで申し訳ないが，医師を目指すといっている我が娘が20年後にこの本と共焦点内視鏡を手にとって「モテる」内視鏡医になっているかどうか，将来の楽しみである．

　娘には20年後にこのコラムを見せたい．

（文献）
1) 野中康一．【そこが知りたい！注目デバイス】「共焦点内視鏡—CELLVIZIO〜何が見えるの？共焦点内視鏡の世界〜」．https://gastro.igaku-shoin.co.jp/article/category/conforcal_endomicroscopy, 2016

2) Nonaka K, Ohata K, Ichihara S, et al. Development of a new classification for in vivo diagnosis of duodenal epithelial tumors with confocal laser endomicroscopy：A pilot study. Dig Endosc 28：186-193, 2016

＊1：Cellvizio—セルビジオ（株式会社アムコ）

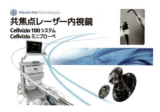

＊2：ABC-C classification
　筆者らが報告した十二指腸腺腫/癌の鑑別に極めて有用な分類であり，消化管診断における国内初のCLE診断分類である（図1）．ABC-C1を腺腫，ABC-C2,3,4を癌と診断すると高い精度で鑑別が可能である．

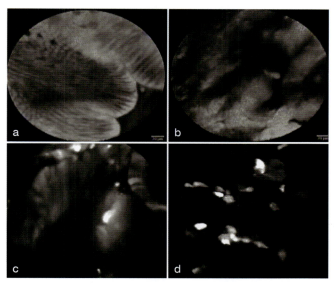

図1　images of 'apical-basal connecting(ABC)sign'/'chaos sign'(ABC-C) classification. a：ABC-C1. chaos sign(−)，ABC sign(＋). b：ABC-C2. chaos sign(−)，ABC sign(−). c：ABC-C3. chaos sign(＋)，ABC sign(＋). d：ABC-C4. chaos sign(＋)，ABC sign(−).

〔Nonaka K, et al. Development of a new classification for in vivo diagnosis of duodenal epithelial tumors with confocal laser endomicroscopy：A pilot study. Dig Endosc 28：186-193, 2016 Fig.7 より転載〕

（野中康一）

column 5　モテる内視鏡医を目指して奮闘中の医師からこれからモテたい内視鏡医へ贈るメッセージ

　皆さん，特にまだ内視鏡の世界に入って間もない先生！　こんな経験はないですか？　内視鏡読影会で「指名されても何をいっていいのかわらず，頭真っ白！」「間違ったら上の先生に怒られそう」「病変の場所，色…あと何をいえばいいんだっけ？」みたいな．これは，私の過去の経験談です．

　毎日，忙しい皆さんも，たまには息抜き！　こんな経験もあるのでは？　今日は仕事仲間との合コン！　お店に入ると，「あっ，はじめまして．お！あの真ん中に座っている人，気になるなぁ．背は小柄で，色白だなぁ．無口だからいい人に見えるけど，意外と根は計算高い人なのかも…．近くに寄って話してみよ！」みたいな．まあ，これも私の経験談です（笑）．

　そこで，私は思います．苦手な読影会のときには，合コンのときと同じ思考回路で挑めばいいのでは？　お店に入ると，「きれいなお店だな！（背景粘膜），あっ，はじめまして（病変に遭遇．お！　あの真ん中の人（病変の局在），気になるなぁ．背は小柄で（大きさ），色白だなぁ（色調）．無口だからいい人に見えるけど（通常観察での質的診断），意外と根は計算高い人なのかも（深達度診断）．近くに寄って話してみよ！（NBI拡大観察へ）」みたいな．結構使えますよ，この読影法．人を観察するのも，病変を観察するのも同じです．

　もちろん，裸で参加したら（一般的な基礎知識がなく）逮捕されるので，そこは自分なりの装飾品（読影に関する知識）を身に付けて！　診断のエキスパートの先生たちは，皆が持っていないカッコいい装飾品（優れた読影知識）を持っているわけです．だからモテる（教育者として皆に慕われる）のです．「読影，診断は当てっこゲームではない．間違ってもいいから，自分の意見，根拠を持って読影する．何もいわないほうがよっぽど恥ずかしい．治療は経験にはかなわない部分があるが，診断の世界は内視鏡医としての経験年数は関係なく，若くても興味を持って，地道に勉強すれば上級医と対等に議論ができる」というのが，私の師であり，この本の著者である野中康一先生が研修医の私にいった言葉で，今でも脳裏に強く焼きついています．そして，そのことを実行するべく内視鏡の世界に入って9年間，今でもその教えを忘れず日々の読影を行っています．野中先生と行った合コンの思い出とともに…．

（田島知明：NTT東日本関東病院 消化器内科）

本書購入者限定! Web袋とじ企画

濱本先生の「症例発表が待ち遠しくなる! 内視鏡カンファレンス,研究会のための内視鏡写真と病理写真『対比』の作り方」

(濱本英剛)

　ありそうでなかった『対比』の作り方講座.内視鏡写真撮影のコツ,切除標本の取り扱い,切り出し,対比を分かりやすく,詳細にレクチャーします!
　これをマスターして,症例発表で「モテモテ」になろう!!

■はじめに

　院内カンファ,研究会の症例提示,これらはしばしば,若手医師に回ってくるタスクです.しかし,侮ってはなりません.丁寧な症例提示を心がけることは肉眼所見・病理対比マスターへの入り口となり,内視鏡診断力の向上に欠かせないものです.きちんと対比するコツを述べていきます.

■必要な物品
- 高さの低いトレイ(黒い弁当箱が最適).
- 生理食塩水(塩9gと,くみ置きの水道水1Lでも作れる).
- 撮影用のカメラ…(続きはWebで!)

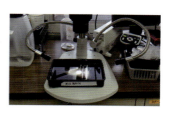

■内視鏡写真の撮り方のコツ

　まず,しっかり対比するためは,美しく撮影された内視鏡写真が必要です.
　そのためには,対象病変のいわゆる関心領域,そして,ディ…(続きはWebで!)

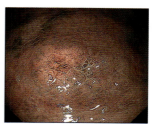

■切除後の標本の取扱い　切り出しまで

　切除後の標本は生食にジャボンとつけてしまうのではなく,生理食塩水を含ませたガーゼを上からのせるだけに留めておきます.その後に筋板と…(続きはWebで!)

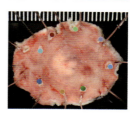

■切り出し

　そのまま，臨床医に割入れが許される施設であれば割入れし，再度，写真を撮影します．ただし，割入れは病理の先生とともに立ち会いで行…（続きはWebで！）

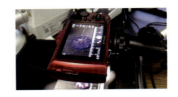

■ルーペ像との対比

　続いて，できあがった標本のプレパラートのルーペ像とまずは対比していきます．当然のことですが，ルーペ像の左右と，標本の左右を間違え…（続きはWebで！）

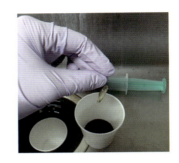

◆Web袋とじページの見方◆

①URL：https://gastro.igaku-shoin.co.jp/article/category/secret にアクセスしてください．

②記事一覧の中から，〔濱本先生の「症例発表が待ち遠しくなる！　内視鏡カンファレンス，研究会のための内視鏡写真と病理写真『対比』の作り方」〕をクリックして下さい．

　※閲覧には，gastropediaの「無料会員登録」（すでに会員の方は，「ログイン」）が必須です．

③本書最後のアクセスコード（袋とじ）を入力すると閲覧できます．

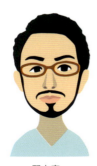
野中康一

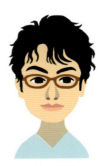
濱本英剛

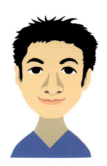
田沼徳真

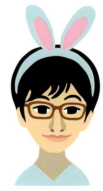
市原　真

「モテ point！」のまとめ

小・微小胃癌の定義 ··· 9
- 小胃癌の定義：10 mm 以下．
- 微小胃癌の定義：5 mm 以下．

0-Ⅰ型と 0-Ⅲ型の深達度 ································ 14, 47
- 0-Ⅰ型と 0-Ⅲ型は，9割以上が SM 浸潤癌．

肉眼型と隆起の高さの目安 ································ 15
- 食道表在癌：0-Ⅱa の高さ　1 mm まで．
- 食道表在癌：0-Ⅰの高さ　1 mm 以上．
- 早期胃癌：0-Ⅱa の高さ　2～3 mm まで．

食道表在癌肉眼型の内訳 ·································· 15
- 表在癌の約5割を占めるのは 0-Ⅱc である！

0-Ⅱc 型，深達度 T1a-EP 領域の畳の目ひだ所見 ············ 17
- 0-Ⅱc 型の T1a-EP 領域で畳の目ひだは病巣内を通過し，中断されることはない．

0-Ⅱc 型，深達度 T1a-LPM 領域の畳の目ひだ所見 ··········· 18
- 0-Ⅱc 型の T1a-LPM 領域では畳の目ひだは太くなったり，狭くなったりするが途絶することはない．

0-Ⅱc，深達度 T1a-MM 以深 ····························· 21, 47
- 0-Ⅱc 型，深達度 T1a-MM 以深の領域では，畳の目ひだは途絶する．

ルゴール撒布の刺激は強烈 ································ 22
- ルゴール撒布（ヨード染色）の際，その刺激によって，上皮の剝離と，それに伴う再生性変化を来し，病変の形態変化を来してしまう場合があるので注意が必要である．内視鏡治療の際には最終ルゴール撒布から4週間程度は間隔をあけて施行することが望ましい．内視鏡治療でハイボリュームセンターに患者さんを紹介する場合には，最終ルゴール撒布を行った日にちを記載しておくと紹介先の先生に確実にモテる(笑)．

Type B2 血管に類似した血管の取扱い ···················· 29, 40
- 生検部位やびらん部に見られる Type B2 血管に類似した血管は深達度診断には用いない．

Type B 血管と深達度 ········ 30
- Type B1 → T1a-EP/T1a-LPM.
- Type B2 → T1a-MM/T1b-SM1.
- Type B3 → T1b-SM2 以深.

AVA と推定深達度 ········ 32
●囲む血管が Type B1.
- AVA のサイズにかかわらず，T1a-EP/T1a-LPM と診断.

●囲む血管が Type B2, B3.
- AVA-small → T1a-EP/T1a-LPM と診断.
- AVA-middle → T1a-MM/T1b-SM1 と診断.
- AVA-large → T1b-SM2 以深と診断.

一画面横幅長の調整 ········ 34
- GIF-H260Z：4 mm.
- GIF-Q240Z：3 mm.
- GIF-H290Z：4.75 mm.

Barrett 食道の特徴 ········ 51
❶扁平上皮島：Barrett 食道内の扁平上皮島は，ほぼすべて固有食道腺導管の開口部に連続している.
❷固有食道腺とその導管：円柱上皮で被覆された粘膜固有層の導管もしくは粘膜下層の固有食道腺の存在は，その領域が以前扁平上皮で被覆された食道であったことを意味している.
❸粘膜筋板の二層化：粘膜筋板の二層構造は Barrett 食道に特徴的で，表層の粘膜筋板(superficial muscularis mucosae；SMM)が食道粘膜の円柱上皮化に伴って形成された新生筋板で，本来の粘膜筋板が深層の粘膜筋板(deep muscularis mucosae；DMM)である.

Barrett 食道腺癌の深達度診断 ········ 55
- T1a-SMM：癌腫が円柱上皮層または浅層粘膜筋板にとどまる病変.
- T1a-LPM：癌腫が浅層粘膜筋板を越えるが，深層粘膜筋板に達しない病変.
- T1a-DMM：深層粘膜筋板に浸潤する病変.
- SMM を越えて浸潤しても DMM を越えるまでは粘膜内癌.

F 線と f 線，中間帯 ········ 61
- F 線は発赤調の粘膜(＝胃底腺)のみからなる限界線.
- f 線は発赤調粘膜と，萎縮粘膜が入り交じる範囲の限界線.
- 中間帯は F 線と f 線の間の帯状の領域.

C-3 と O-1, O-2 を見分けるには ……………………………… 62
- 胃体下部大彎の見下ろし観察，噴門部周囲の見上げ観察で，「胃角部から胃体下部大彎のひだの消失があるのか」と「噴門に達し，その周囲にとどまって萎縮があるのか」を見る．

H. pylori 感染状態判定のポイント ……………………………… 74
- 未感染と現感染の判定は可能．
- 既感染は難しい．地図状発赤・色調逆転現象を参考にすること（悩んだら各種検査できちんと評価すること）．

分化型癌と未分化型癌の病理組織像をイメージしよう ……………… 88
- 分化型癌は腺管構造を作りながら増える傾向がある．
- 未分化型癌は腺管構造を無視して増える傾向がある．
- 分化型癌の模様は，背景の腺管をある程度模倣することで「不整アレア様」となる．
- 未分化型の表面構造は，癌が背景腺管を全く無視して粘膜内に満ちた結果，背景腺管による支えを失い，胃酸や物理刺激によって「削げる」．
- 未分化型の断崖状陥凹は，背景の腺管構造が破壊されることによって生じる．
- 断崖状陥凹がはっきりしない場合には，なんらかの理由で背景腺管の形が保たれている状態を考える（分化型かもしれないし，未分化型の癌量が少ないからなのかもしれない）．
- 色調が白いときは，腺管が破壊され，（癌などの）細胞が詰まっているから白いのかな？と考える．
- 色調が赤いときは，腺管と共に表層に上がってくる血管が保持されており，強調された状態なのかな？と考える．

O-IIb 型の特徴 ……………………………… 91
- O-IIb 型は，分化型が約 80％，未分化型が約 20％．
- ほとんどが M 癌．

O-III 型の特徴 ……………………………… 92
- III部分（潰瘍）があるうちは深達度診断は困難（浮腫か，癌浸潤による隆起かは区別困難）．

O-I 型（分化型）の特徴 ……………………………… 95
❶病変径．
- 20 mm 以下の O-I 型癌の深達度は約 90％が M 癌．
- 30 mm 以上では SM 癌や進行癌の可能性が高くなる．

❷空気量を変えての観察．
- 病変の基部に粘膜下腫瘍様の立ち上がりがある場合，粘膜下層深部浸潤を疑う．
- 強い発赤調，ゴツゴツしていびつなどの所見を認めるときも要注意．

0-Ⅱa 型（分化型）の特徴 ·· 96
❶病変径．
・20 mm 以下ならたいてい M 癌．
・51 mm 以上は半分以上が SM 癌．
❷表面構造．
・均一ではない場合は SM 浸潤癌を疑う．

UL（－）0-Ⅱc 型（分化型）の特徴 ································ 101
・著明な発赤部では SM 癌が多い．
・2 cm を超える陥凹型の約 50％が SM 浸潤する．
・辺縁の隆起部で幅が広く，立ち上がりが粘膜下腫瘍様の周囲隆起を形成している場合は SM 以深の浸潤を考える．

UL（＋）0-Ⅱc 型（分化型）の特徴 ································ 104
・集中するひだの先端をよく見ること．
・粘膜内癌の場合は，陥凹の辺縁でひだ先端はやせの所見を呈し，1 点の集中像となり，陥凹底は平坦で顆粒状粘膜を呈する．
・SM 浸潤を来した場合は，ひだ先端の融合所見を認めたり，陥凹の辺縁に粘膜下腫瘍様のなだらかな立ち上がりを認めたりする．

UL（－）0-Ⅱc 型（未分化型）の特徴 ······························ 108
以下の場合，SM 深部浸潤を疑う．
・陥凹が深い．
・陥凹内部の「不整な凹凸」「無構造」「強い発赤」「潰瘍形成」．
・陥凹病変辺縁の粘膜下腫瘍様隆起．
・台状挙上．

UL（＋）0-Ⅱc 型（未分化型）の特徴 ······························ 111
・ひだ先端の腫大（棍棒状・ばち状）や融合．
・陥凹周囲の粘膜下腫瘍様の隆起．
・集中ひだの陥凹周囲での走行変化．
・台状挙上．
・面の硬化．
・陥凹内の白苔の付着．
といった所見がある場合，SM 深部浸潤を疑う．

食道胃接合部，胃幽門前部の早期胃癌深達度診断の追加ポイント ……………………………………………………………… 139
- 小胃癌(定義：10 mm 以下).
  分化型であれば 9 割程度が粘膜内癌.
  未分化型であれば 7 割程度が粘膜内癌.
- ソフトバルーン EUS で使用するコ○ドームは無色・ゼリーなしでゴム製のものがベスト.
- 食道胃接合部の早期胃癌の深達度診断は浅読み注意.
- 胃幽門前部の早期胃癌の深達度診断は深読み注意.

胃腺腫とは？ ……………………………………………………………… 142
- 紡錘形の核が基底側に沿う.
- 腸型腺腫の 10～30% 前後が癌化する前癌病変.
- 2～3 割は時間の経過とともに緩徐に増大.
- 治療方針についてのガイドラインはない.
- 危険因子を持つものは内視鏡治療を行う.
- 生検による正診率は 5～7 割程度.

癌と腺腫の鑑別点とは？ ……………………………………………………………… 143
- サイズが 2 cm 以上.
- 増大傾向.
- 丈が高い結節.
- 発赤を有する.
- 陥凹を有する.
- 生検で高度異型部分の存在.
- 生検で絨毛状構造の出現.
- 生検で胃型形質の発現.

NBI type 分類(胃腺腫と高分化型腺癌の鑑別) ……………………………………………………………… 145
- 腺腫 ─ Type Ⅰ：腺構造の模様が比較的均一，微小血管が視認できない.
       └ Type Ⅱ：腺構造の模様が比較的均一，微小血管が周囲粘膜と同様.
- 癌 ─ Type Ⅲ：周囲より濃く，目立つ血管が白色調のラインを越えて近接する血管と連続している.
       └ Type Ⅳ：腺構造が消失傾向を示し，異常血管を認める.
- Type Ⅲ の亜分類である Type Ⅲs は，高分化型腺癌.

非癌粘膜 ……………………………………………………………… 149
- round pit の中心の点は血管ではなく，腺開口部(腺窩)である.

NBI拡大内視鏡診断の基本 ……………………………………… 152
- 白い縁取りは腺窩辺縁上皮を表し，細胞がある程度規則正しく配列している場合に観察される．
- 白い縁取りの様相が腺窩辺縁上皮の配列の状態を反映している．
- 血管の走行からその骨組みともいえる腺管の配列を推測することができる．

胃癌のNBI拡大観察—「不整」 ……………………………………… 157
❶ NBI拡大観察における胃癌の診断．
- 周囲と比較して明らかに規則性のない表面構造あるいは血管構造が見られた場合に「不整」と判断する．
- ある一線を隔てて明らかな形態変化を認め，病変内部に「不整」が見られた場合に癌と診断する．

❷「不整」と判断するコツ．
- 表面構造の密度が高い，あるいは不明瞭．
- 白い縁取りの幅が不均一，あるいは一部不明瞭化．
- 血管の方向性，分布が不均一．
- 血管が点線状，細切れ状に見える．

NBI拡大観察における高分化型腺癌の診断 ……………………… 164
- 高分化腺癌では，腺管構造を反映した白い縁取りが観察される．
- 表面構造が不明瞭な場合は，血管分布から腺管の有無を類推する．
- 血管分布が比較的均一でネットワーク形成が見られれば，足場である腺管が存在するはずである．

NBI拡大観察における中分化型腺癌の診断 ……………………… 167
- 中分化型腺癌では，癌腺管が癒合したり小型化したりするため，白い縁取りも融合や不明瞭化を起こしやすくなる．
- 血管に口径不同が目立ち，走行不整や断裂が出現するirregular mesh patternが見られる．

NBI拡大観察における低分化腺癌の診断 ………………………… 169
- 低分化腺癌は腺管構造が破壊されており，白い縁取りは観察されない．内部の血管は足場がないため，細く断片的である．
- ネットワーク形成はなく，細くてちりちりとした血管が特徴．
- 腺頸部を這うだけの初期の段階では構造がまだ残っているため，窩間部の開大から類推するしかない場合もある．

胃粘膜下腫瘍の好発領域 ……………………………………………… 179
- 胃カルチノイドはECL細胞が分布する胃底腺領域に好発する．
- 胃GISTはU，M領域に多いとされている．
- 迷入膵は前庭部が好発部位．

粘膜下腫瘍の可動性 … 180
- 粘膜下腫瘍の可動性が不良ということは，その腫瘍が筋層由来であるか，あるいは筋層とくっついていることを意味している．

転移性胃腫瘍の原発巣 … 181
- 原発巣としては肺癌，食道癌の頻度が高い．

食道の平滑筋腫と GIST … 185
- 食道粘膜下腫瘍の中で最も頻度が高いのが平滑筋腫（約80％）である．
- 胃と異なり，食道では GIST は極めてまれであり，存在すれば症例報告できるようなものである．
- 食道では GIMT（gastrointestinal mesenchymal tumor）を認めたら，平滑筋腫≫GIST と診断しておけばモテるはず．

「褪色調陥凹性病変」といえば… … 190
❶未分化型癌．
❷胃 MALT リンパ腫．
❸限局性の萎縮．
❹胃底腺型胃癌．

早期胃癌と早期胃癌類似胃 MALT リンパ腫の通常内視鏡上の鑑別点（胃 MALT リンパ腫をより強く疑うポイント） … 190
- 早期胃癌と比較して境界が不明瞭．
- 複数病変を認めることが多い．
- 粘膜自体に光沢を有している．

胃底腺型胃癌の特徴 … 195
- U 領域が多い（胃底腺が残存する部位に本病変が発生するため）．
- 褪色調（白色調）．
- 表層血管の増生拡張（樹枝状の血管）．
- 粘膜下腫瘍様の形態（厳密には上皮下腫瘍）．
- 黒色調の色素沈着．

胃潰瘍性病変の観察のコツ … 196
初学者は，後で内視鏡所見を検討できるように，
- 潰瘍の軟らかさ〔column ③：「潰瘍の硬さって何？　軟らかい潰瘍って何？」（217頁）参照〕．
- ひだ集中の様子．
- 潰瘍の形態・潰瘍底の性状．

が判定できる写真を撮影しよう．

潰瘍の鑑別で最も大切なルール … 198
- 潰瘍は瘢痕化するまで追跡し，瘢痕化した後に必ず観察し，癌合併がないかを確認すること！

良性潰瘍と癌を見極めるポイント ……………………………198
・潰瘍の周囲の粘膜面に癌の進展はないのか．
・(粘膜面になくても)粘膜下層に癌の進展はないのか．

潰瘍の辺縁で着目すべき点 ……………………………199
・辺縁に蚕蝕像からなる境界を持つ領域がないか．
・辺縁で再生上皮(発赤)に乏しく，色調が異なる領域はないか．

自然治癒過程を鑑別に活かす ……………………………201
・良性潰瘍および周囲粘膜の自然治癒過程を把握しておこう．
・自然治癒過程と矛盾している領域があれば，その微細粘膜構造・微小血管を確認し，不整な場合に悪性を疑って生検しよう．

粘膜面の癌の露出を疑う所見─蚕蝕像 ……………………………203
・潰瘍辺縁で粘膜表層に露出した癌は，その境界で癌の特徴である「蚕蝕像」を呈することがある．

粘膜下層の癌の存在を疑う所見 ……………………………207
・潰瘍辺縁で一部が強く隆起している．
・潰瘍辺縁の浮腫性変化が一部欠如している．
・集中するひだの腫大・融合を認める．
・浮腫と違い，辺縁の隆起が硬く，全周性に出現せず不均一．

潰瘍型・決潰型悪性リンパ腫の内視鏡的特徴 ……………………………213
・潰瘍周囲の周堤は滑らかで表面は平滑(耳介様の隆起)．
・潰瘍周囲の周堤は軟らかく，伸展良好で，幅が狭い．
・潰瘍底は厚く，均一な白苔が付着する．

内視鏡的硬さを読む ……………………………220
・硬さを読むとはすなわち「線維化」を読むこと，線維化を読むとはつまり「癌が引き起こす DR があるのか，ないのか」を読むこと．

「びらん」と「潰瘍」の定義 ……………………………221
消化管における，「びらん」と「潰瘍」は，筋板の破壊があるか，ないかの違いである．
・「びらん」は，組織欠損の深さが粘膜筋板を越えないもの．
・「潰瘍」は，組織欠損の深さが粘膜筋板を越えるもの．

「びらん」と「潰瘍」鑑別のポイント ……………………………226
・A_2 stage 以降の時相でないと，潰瘍かびらんかは判断が難しい．
・粘膜欠損の治癒・消失後に，強くひだ集中を伴うものは「潰瘍」である．
・治癒後に跡形もなく治り，ひだ集中もない病変は「びらん」であった，といえる．